名医支招防治皮肤病

上海市医学会
上海市医学会皮肤科专科分会 组编

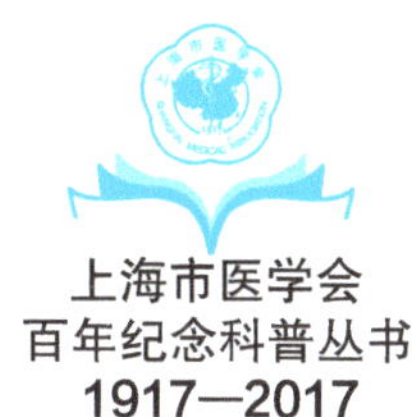

上海市医学会
百年纪念科普丛书
1917—2017

上海科学技术出版社

图书在版编目(CIP)数据

名医支招·防治皮肤病 / 上海市医学会,上海市医学会皮肤科专科分会组编. —上海:上海科学技术出版社,2018.1

(上海市医学会百年纪念科普丛书)

ISBN 978 - 7 - 5478 - 3707 - 8

Ⅰ.①名… Ⅱ.①上…②上… Ⅲ.①皮肤病—防治 Ⅳ.①R751

中国版本图书馆 CIP 数据核字(2017)第 218073 号

名医支招
防治皮肤病
上海市医学会
上海市医学会皮肤科专科分会　　组编

上海世纪出版(集团)有限公司
上海科学技术出版社　出版、发行
(上海钦州南路 71 号　邮政编码 200235　www.sstp.cn)

字数:138 干　　　　印张 10.5
2018 年 1 月第 1 版　2018 年 1 月第 1 次印刷
ISBN 978 - 7 - 5478 - 3707 - 8/R · 1449
定价:30.00 元

内容提要

本书是由上海市医学会皮肤科专科分会组织上海市各大医院长期从事皮肤病、性病防治的教授、专家和学者共同编写而成。

书中主要以问答的形式，对人们关注的、一直感到困惑的皮肤病问题进行了解答，全书从"读经典"和"问名医"两大视角展开，总计 131 个题目和问题，对常见皮肤病的预防和治疗均能起到积极的推动作用。内容全面，既强调科学性、针对性，又具有很强的指导性和可操作性。文字简明易懂，可供广大皮肤病患者及其家属阅读参考。

本书编委会

主　　编： 施伟民

副主编： 徐金华　顾　军　潘炜华　吴文育

编　　委：（按姓氏笔画排序）

王　强　王秀丽　王宏伟　王国江　王榴慧

方　芳　邓　辉　卢　忠　史玉玲　李　斌

李咏梅　杨勤萍　吴建华　汪五清　宋宁静

张慧敏　陈　戟　陈向东　陈江汉　赵敬军

姚志荣　钱秋芳　徐　楠　徐顺明　曹　华

傅雯雯　温　海　褚美琴　蔡茂庆　潘　萌

鞠　强

总 序

上海市医学会成立于 1917 年 4 月 2 日，迄今已有 100 年的悠久历史。成立之初以"中华医学会上海支会"命名，1932 年改称"中华医学会上海分会"，1991 年正式更名为"上海市医学会"并沿用至今。

百年风雨，世纪沧桑，从成立之初仅 13 人的医学社团组织，发展至今已拥有 288 家单位会员、22 000 余名个人会员，设有 92 个专科分会和 4 个工作委员会，成为社会信誉高、发展能力强、服务水平好、内部管理规范的现代科技社团，荣获上海市社团局"5A 级社会组织"、上海市科协"五星级学会"。

穿越百年历史长河，上海市医学会始终凝聚着全市广大医学科技工作者，充分发挥人才荟萃、智力密集、信息畅通、科技创新的优势，在每一个特定的历史时期，在每一次突发的公共卫生事件应急救援中，均很好地体现了学会的引领带动作用。近年来，在"凝聚、开放、服务、创新"精神的指引下，学会不忘初心，与时俱进，取得了骄人的成绩。

2016 年，习近平总书记在"全国卫生与健康大会"上发表重要讲话，指出"没有全民健康就没有全面小康"，强调把人民健康放在优先发展的战略地位。中共中央国务院印发的《"健康中国 2030"规划纲要》明确了"共建共享、全民健康"是建设健康中国的战略主题，要求"普及健康生活、加强健康教育、提高全民健康素养"，要推进全民健康生活方式行动，要建立健全健康促进与教育体系，提高健康教育服务能力，普及健康科学知识等。上海市医学会秉承健康科普教育的优良传统，认真践行社会责任，组织动员广大医学专家积极投身医学科普创作与宣传教育。

近年来，学会重点推出了"健康方向盘"系列科普活动、"架起彩虹桥"系列医教帮扶活动和"上海市青年医学科普能力大赛"三项科普品牌。通过科普讲座、咨询义诊、广播影视媒体宣传以及推送科普文章或出版科普读物等多形式、多渠道，把最前沿的医学知识转化成普通百姓健康需求的科普知识，社会反响良好。配合学会百年华诞纪念活动，其间重点推出了百场科普巡讲活动和百位名医科普咨询活动。上海市医学会以其卓有成效的科普宣教工作受到社会各界好评，荣获上海市科委颁发的"上海科普教育创新奖—科普贡献奖（组织）二等奖"、中华医学会"优秀医学科普单位"和"全国青年医学科普能力大赛优秀组织奖"，成为上海市科协"推进公民科学素质"百家示范单位之一。

为纪念上海市医学会成立100周年，同时将《"健康中国2030"规划纲要》精神进一步落到实处，我们集中上海医学界的学术领袖和科普精英编著出版这套科普丛书，为大众提供系统的医学科普知识以及权威的疾病防治指南，为"共建共享、全民健康"的健康中国建设添砖加瓦。在这套丛书里，读者既可以"读经典"——呈现《再造"中国手"》等丰碑之作，重温医学大家叱咤医坛的光辉岁月，也可以"问名医"——每本书约有100名当代名医答疑解惑，解决现实中的医疗健康困扰。既可以通过《全科医生，你家的朋友》佳作，找到你的家庭医生，切实地感受国家医疗体制改革的努力给大众带来的健康保障；也可以领略《从"削足适履"到"量身定制"——医学3D打印技术》《手术治疗糖尿病的疗效如何》等医学前沿信息，感受现代医学科技进步带来的福音。

经典丰满的内容，来源于团结奋进、齐心协力的编写团队。这套丛书涉及上海市医学会所属的50余个专科分会，编委达2 000余名，参与编写者近5 000人，堪称上海市医学会史上规模最大的一次集体科普创作。我相信，每一位参与科普丛书的编写者都将为在这场百年盛典中留下了手迹，并将这些健康科普知识传播给社会大众而引以为荣。

在此，我谨代表上海市医学会向所有积极参与学会科普丛书编著的专科分会编委会及学会工作人员，向关注并携手致力于医学科普事业发展的上海科学技术出版社表示衷心的感谢！

源梦百年、聚力同行，传承不朽、再铸辉煌。愿上海市医学会薪火不熄，祝万千家庭健康幸福！

上海市医学会 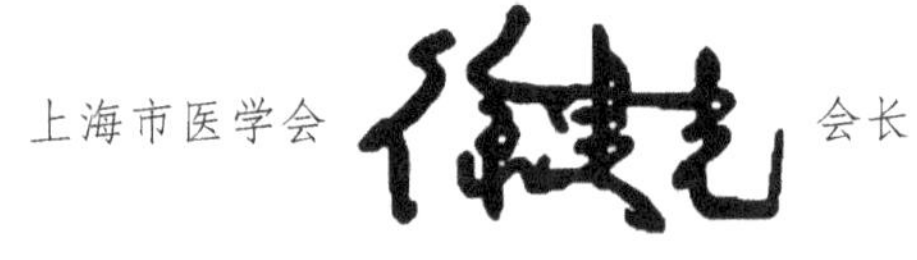 会长

2017 年 5 月

前 言

今年是上海市医学会百年华诞，也是上海市医学会皮肤科专科分会八十大寿。抚今追昔，上海皮肤病学事业在先辈们的引领、业界同仁们的不懈努力下，披荆斩棘，砥砺前行，形成了今天上海皮肤病学科的辉煌成就，令人不胜感慨。

早在1937年，一群忧国忧民的皮肤科医生怀着推动上海皮肤病事业的良好愿望，由我国早期著名皮肤性病学家于光元先生发起，在上海成立了"中华医学会皮肤花柳科学会上海分会"，当时会员仅有7人，形成了上海市医学会皮肤科专科分会最早的雏形。1951年4月，于光元先生会同当时沪上著名"皮花科"医生殷木强、孙克锦、杨国亮、尤彭熙、朱仲刚、黄志尚等先辈在当时的"同济医院"（原址现为上海长征医院）举行了皮肤科专科分会成立仪式，标志着上海市医学会皮肤科专科分会的涅槃重生。

分会成立伊始，坚持积极配合政府工作要求和疾病防治目标，深入基层开展防病、治病和宣教工作；长期注重学科建设和专业教育，为国家培养了大量的皮肤病专业人才，正是这一大批璀璨的群星孜孜以求、坚持不懈的努力，奠定了上海皮肤病界在我国皮肤病事业中的重要地位。改革开放以来，上海市皮肤病界再创辉煌，不仅在规模上得到了巨大的发展，而且精英辈出。分会高度重视学术交流和继续教育，为广大皮肤科工作者提供学习的平台，秉承"服务基层"的良好传统和理念，积极加强基层科普活动，开展郊县学术交流。

值此上海医务界和上海皮肤病界隆重庆祝的年份里，我们上海市医学会皮肤科专科分会组织相关专家、教授和学者们共同撰写了《名医支招·防治皮肤病》这本小册子。书中主要介绍常见皮肤病的诊疗常识，希望为社会大众了解皮肤病防治打开一扇方便之门，并以此书纪念和庆祝上海市医学会百年华诞和皮肤科专科分会八十大寿。

上海市第一人民医院皮肤科主任、主任医师、教授

上海市医学会皮肤科专科分会主任委员

施伟民

2017 年 5 月

CHAPTER TWO
问名医

2

CHAPTER ONE

读 经 典

色素障碍性皮肤病

一、皮肤怕晒：短时间老年斑暴增需引起警惕

老年人的脸上、手上往往会有一些黑褐色斑块及丘疹，或是一些不易愈合的小溃疡，一般都想当然的认为这是老年斑，觉得人老了，脸上长些东西很正常。其实不然，这很可能是皮肤癌前病变！

近来医院皮肤科门诊中，由日光引起的皮肤病患者逐渐增多，其中危害较大的是日光性角化病。据了解，日光性角化病多发生于长期受日晒的老年人。常发生于面、耳、手、背、前臂等暴露部位，为单个或少数米粒至蚕豆大高出皮面的丘疹，表面有干燥痂皮，不易剥脱。经常照射日光及接触沥青等有害物质的人均会诱发日光性角化，且该病具有较高的癌变率。但由于多数患者无自觉症状，易与老年斑混淆，很容易被忽视。专家提醒，正常的老年斑不痛不痒，但如果短时间内突然增多、迅速增大，或颜色突然变深，伴有瘙痒、疼痛，特别是出现破溃不愈、增厚角化，变成皮角，都要提高警惕，及时就医。

小黄今年 27 岁，前几天无意间发现自己右手臂上出现几个浅褐色斑块，爱美的她赶紧去医院，医生却告诉她这是"老年斑"。"不会吧！老年斑不是老年人才得吗？"小黄一脸迷茫。"大多数情况下，老年斑的确是出在老年人身上，你这是皮肤老化的表现。"年轻人出现老年斑，多是因为接受了过多紫外线照射及化学、物理等不良刺激，但不必过于担忧，它只代表局部皮肤色泽加深，影响美观，并不影响皮肤功能。"但这也是个信号，提醒你别在太阳底下暴晒，该注意防晒了。"

据了解，和晒黑后一段时间就能白回来不同，晒出来的老年斑一般不会自动消退，而且很可能"永久保留"。如果没有及时祛除，很容易出现旧斑加深、新斑又一个劲儿出现的尴尬局面。与传统祛斑方法相比，激光祛斑是真正达到彻底去除色斑效果的一种祛斑方法，而一般的祛斑方法只对皮肤表面起作用，所以才会出现反弹的现象。

那么，为什么有些爱美女性在接受了激光祛斑后又复发了呢？其实，激光祛斑只是对已经形成的色斑起作用，对于色斑的形成原因无法进行干预。"要预防色斑反弹，首要的工作就是防晒，特别是刚刚做完激光祛斑后。"紫外线是导致色斑产生的重要元凶，不管有没有进行激光治疗，防晒都是预防长斑的措施。何况激光治疗后，皮肤正处于急需调理的阶段，对于外界影响较为敏感，如果不做好防晒和保养，那么色斑很可能就会死灰复燃了。

（徐　慧）

○ 摘编自《新民晚报》2016 年 8 月 17 日

—— 专家简介 ——

徐　慧

徐慧，女，医学博士，主任医师，硕士生导师，上海交通大学医学院附属第九人民医院皮肤科常务副主任。中国整形美容协会激光美容分会委员，上海市中医药学会美容分会常务委员。

专业方向为皮肤病理的研究，以及皮肤美容、痤疮、色素性皮肤病等方面的临床及基础研究。

二、非致病性老年皮肤色素改变

随着年龄的增长,老年人的皮肤代谢渐渐降低,皮肤及其附属器萎缩,可出现各种皮肤的变化。这种变化往往是非病理性的,一旦出现,不必紧张,也无须特殊治疗。此时除了皮肤发生变性,往往伴有皮肤的其他老年性变化,如老年性雀斑、老年性血管瘤、脂溢性角化病等,以及由两鬓开始的头发变白、老年性脱发及老年性白斑等。下面介绍一些常见的老年性皮肤色素改变。

(1)老年性白斑:随着年龄增长,皮肤中的黑色素细胞数目将会减少。45 岁以后在暴露部位(头面部及上肢)皮肤往往会出现老年性黑子,即不高出皮肤的黑痣样小点。同时胸背部、四肢等处出现米粒到绿豆大小的圆形白点,直径 2～6 毫米,乳白色斑,可轻度凹陷,呈圆形或多角形,无痛痒等不适症状,且数目逐渐增多,无须治疗。

(2)老年性血管瘤:随年龄增长,皮肤毛细血管逐渐扩张,皮肤上可见鲜红色或樱桃色丘疹,大小不等,小的难以辨认,一般的直径为 1～5 毫米,渐增大,可高出皮面。触之柔软,有时也可呈不规则形。部分血管瘤周围可有苍白的小圈围绕,称为贫血晕。往往在成年早期就开始出现,随年龄增长有增多趋势。最常见于躯干和四肢近端,偶发于头皮、面部及四肢远端,不累及手足部,无症状,多发性,无须治疗。如影响美观,可以做激光、冷冻或电凝治疗。

(3)老年性紫癜:是发生于老年人皮肤和皮下组织的一种紫癜。由于衰老或暴露部位长期的日光照射,致皮肤和皮下组织萎缩,皮肤松弛变薄,缺乏弹性。使得小血管周围的支持性胶原组织变性失去其功能,轻微的外伤或碰擦即致表皮裂口,表皮和真皮间的血管破裂,致红细胞外溢出血,产生紫癜。女性多于男性,主要发生在易碰擦的暴露部位,如前臂、手背、上额、前胸 V 字区等。自然发生或微弱外伤、压迫下即发生 1～5 厘米大小暗紫色瘀点或瘀斑,境界清楚,形态不规则,伴或不伴表皮破损。损害周围皮肤变薄,毛发稀疏或缺乏,皮肤缺乏弹性。老年性紫癜色泽变化小,历时数周或更长时间,可自行消退,消退后留有色素沉着,无须特殊治疗。平时注意保护皮肤,避免外伤,可补充维生素 C、维生素 E 和蛋白同化激素。部分老年人因皮肤瘙痒长期外用激素类药膏,可致毛细血管脆性增加,轻微损伤即引起紫癜,需与之鉴别。

（4）日光性黑子：发生于中年晚期到老年人群，生活中长期受强烈日光照射的人，发生率更高，且随年龄增长而增加，与老年人局部黑色素细胞增多有关。据调查，50 岁以后 90％以上发生老年性黑子，80 岁以后 100％发生老年性黑子。皮疹为多个小色素沉着斑，圆形、椭圆形或不规则形，呈褐色或棕色，表面光滑，无角化，边缘清楚，颜色一致，可以密集排列但不融合。无任何不适症状，可发生于身体任何部位，暴露部位多见。老年性黑子可有三种类型：①雀斑样的小型斑：面、颈、前臂多发，不受季节影响。②大斑型：比指甲大的色斑，多发生于颜面部，但很少呈多发性。③白斑黑皮病：有弥漫性色素沉着并有小斑型、大斑型及大小不同色素脱失斑相混合。这些由增多的黑色素细胞引起的色素异常斑无恶变倾向，无须治疗。老年性黑子可伴发其他老年性皮肤改变，包括老年性白斑、紫癜等，易于判断，部分老年性黑子可演变为脂溢性角化病。从美容角度考虑，可用 CO_2 激光或液氮冷冻去除，或用伪装剂（如遮瑕膏）遮盖。维 A 酸类药膏外用，对防治日光老化有一定的效果。

（5）脂溢性角化病：脂溢性角化病是因皮肤代谢降低，角质形成细胞成熟迟缓所致的一种良性表皮内肿瘤。发病与年龄、性别有关，女性患者大多为更年期妇女。男性大多在 40 岁以后，女性在 60 岁以后。皮疹可发生于身体任何部位，初发最常见于面、头皮、躯干和上肢。早期为小而扁平、境界清楚的斑片，表面光滑或略呈乳头瘤状，黄褐色或茶褐色。以后皮疹可渐渐增大，呈圆形、椭圆形或不规则形，偶可有蒂，大小 0.1～1 厘米，表面乳头瘤状，干燥、粗糙、无光泽，并可形成一层油脂性厚痂。后期色素沉着非常明显，呈黄褐至黑色。陈旧性脂溢性角化颜色变异较大，可为正常肤色，也可为黑褐色。结厚痂的损害表面在揭去表面痂皮后，可见皮疹表面呈乳头瘤状。多数皮疹表面呈油脂状，但也有不少损害表面干燥，呈疣状。如果损害表浅，则犹如一层皮脂粘于表皮。

脂溢性角化可单发，通常多发，20～40 个，个别患者可达上百个。一般无症状，偶有痒感。当皮疹发于油脂溢出部位（如前胸、后背、鼻周等）或摩擦外伤部位，皮疹可受刺激发生炎症及上皮增生。发生于头皮者不影响头发生长，不会致脱发。虽有个别报道并发基底细胞癌者，但很少见，一般不认为是癌前病变。通常不需要治疗，如有瘙痒或发生炎症者，可手术切除。也可激光、冷冻治疗。脂溢性角化早期易与扁平疣相混淆，发生炎症或受刺激的损害可类似基底细胞癌或鳞状细胞癌，甚至恶性黑色素瘤，此时需去医院做活检或手术后做病理检查来鉴别。

黑色素是决定皮肤颜色的主要色素，其生理功能是保护组织，防止紫外线引起的损害。随着年龄的增长，紫外线对皮肤损伤的积累及皮肤自身修复功能的低下，各种皮肤色素异常症状渐渐出现。

上述几种皮肤色素异常都是无须治疗的老年性皮肤色素改变，一旦出现，不必紧张。日常生活中注意防晒，并适量补充多种维生素。如有不能确诊的皮疹，建议及时去医院由皮肤科医生帮助诊断并治疗。

（潘炜华）

○ 摘编自《上海医药》2015 年第 9 期

— 专家简介 —

潘炜华

潘炜华，女，教授，主任医师，上海长征医院皮肤病与真菌病研究所副所长。目前担任中国菌物学会理事、中华医学会皮肤性病学分会委员、中国医师协会皮肤科医师分会皮肤真菌专业委员会委员、上海市微生物学会医学真菌专业委员会主任委员、上海市医学会皮肤科专科分会委员兼秘书、上海市中西医结合学会皮肤性病学分会委员。

致力于各种疑难真菌病的诊治，擅长银屑病、湿疹皮炎、痤疮、激素依赖性皮炎、性传播疾病的中西医结合治疗。

三、告别刺眼白斑，白癜风患者也能乐享人生

　　"既来之，则安之"，是大多数人在适应无法改变的现实时，一句自我鼓励的话。然而对于白癜风患者，却无法淡然"安"之，他们都有着共同的困惑，就是"来自别人异样的眼光"。尤其是在头面部、四肢等明显部位的大面积白斑患者，白斑对他们的外貌损害非常大。有的在炎炎夏日也不敢穿裙子，有的想出了各种办法，例如穿深色丝袜，买各种颜色的粉底霜想遮住白斑……但即使遮住了，面对就业、择偶等人生大事的时候，所有的努力顿时显得徒劳。

　　白癜风，又称"白斑病"，是获得性的色素脱失性疾病，临床上极其常见。随着经济的高速发展，社会节奏急剧加快，人们承受来自于工作和生活上的双重压力，加上环境污染日益加剧、饮食结构改变等诸多因素，白癜风的发病率一直呈现上升的趋势。据中国医师协会初步统计，我国白癜风患者约有一千万人，上海市患病率为 0.54％，一半以上的患者在 20 岁之前发病。

　　虽然白癜风的治疗方法很多，包括口服中药、外用软膏、紫外线光疗、激光和手术治疗等。但这几种方法都有局限，总的有效率为 60％～70％。华山医院皮肤科从 20 世纪 90 年代初便在临床应用自体表皮吸疱移植治疗稳定期白癜风患者，至今已成功治疗数万名患者。随着患者对生活质量的进一步追求，现有的自体表皮吸疱移植技术因其局限性，尤其是对于皮损面积较大，或者发生在颧部、颌面等不平整部位的白癜风患者，已无法满足患者的需求，移植技术的改进和发展势在必行。

　　减少复发率、恢复正常肤色、创面小，是每个白癜风患者的诉求。为此自 2011 年起，华山医院开始探索一种全新的治疗手段来治疗白癜风，其核心是再生医疗技术中的组织工程自体表皮扩增技术，也叫"组织工程皮肤移植术"。经过两年的探索和研究，我们的团队发现，这一技术对于大面积、稳定期的患者非常有效。2013 年获得上海市卫生计生委三类医疗新技术的批准，运用于临床，至今已治愈近百例。此治疗方法就是根据白癜风手术面积大小取 1～4 平方厘米的患者自身健康皮肤，用胰酶等消化，在获得表皮组织悬液后，将其置于特定扩增条件下，经过 17～21 天后获得带有黑素细胞的扩增表皮，然后将其平整地

置于皮损磨削面即可。因为取用的是患者自身的健康皮肤，所以无排异现象；同时，它能够帮助恢复正常的肤色，且移植面积是不受限制的，即使在颧部、颌面等不平整部位也容易操作。相比较其他方法来说，它的特点是非常显著的。得益于这项新技术，以往难治的白癜风患者也能从此告别刺眼白斑，抛掉自卑，乐享人生。

除了对于疾病本身的治疗，对患者心理的关注也是很重要的。华山医院皮肤科门诊曾对 800 多名白癜风患者进行问卷调查和心理评估，发现其在人际关系敏感、焦虑、偏执、精神病性方面得分均高于正常人群，发生在头面部以及处在进展期的白癜风患者更为明显。可见，白癜风患者的心理存在极大问题，往往有自卑或忧郁倾向。因此，对白癜风患者的治疗也是帮助患者重建信心，恢复社交的过程，具有重要的社会意义。

在这样的基础上，我们的团队非常重视开展患者交流，邀请曾经患过白癜风、已经治愈的患者现身说法，鼓励患者不要放弃，积极治疗。面对白癜风患者普遍担心的复发问题，我们研究发现，针对组织工程皮肤移植术近百例患者的术后 3 个月随访，有效率达到了 90％，术后 12 月随访未发现明显不良反应。一般地说，保持正常的作息和健康的生活习惯是不会导致复发的。建议广大白癜风治愈后患者，应少食辛辣刺激食物，忌食含有维生素 C 的药片及各种保健品等；适当锻炼身体，提高自身的抵抗力；避免在阳光下暴晒，并坚持定期去正规的皮肤科门诊做检查。此外，应特别提醒广大市民，白癜风的病程越短，治疗的效果越好。一旦发现颜面部、脖子、手臂、小腿等部位出现白斑，应当及时到正规的医院进行系统地诊断医治，切莫因病急乱投医而事倍功半。

（徐金华）

— 专家简介 —

徐金华

徐金华，男，医学博士，教授，博士研究生导师。现为复旦大学附属华山医院皮肤科主任、复旦大学上海医学院皮肤性病学系主任。兼任中华医学会皮肤性病学分会副主任委员、中国医师协会皮肤科医师分会副会长、中国中西医结合学会皮肤性病专业委员会副主任委员、上海市医师协会皮肤科医师分会会长、上海市医学会皮肤科专科分会前任主任委员、上海市性病艾滋病防治协会副会长。

长期从事性传播疾病、过敏性皮肤病和自身免疫性皮肤病诊疗工作。

四、患了白癜风该怎么办

　　白癜风是一种色素脱失性皮肤病，由于黑素细胞明显减少或缺失，导致皮肤、黏膜和毛发色素脱失，出现白色的斑点、斑片或白发。是一种全球范围、涉及所有种族的常见病，据统计，人群中有 $1\%\sim2\%$ 的人患有白癜风，肤色越深，发病率越高。男女发病率相当，好发于青少年，一半以上的患者在 20 岁以前发病。近年来，白癜风的发病率有上升趋势，发病年龄也在提前。

　　本病的发病原因尚未完全阐明，近年来的研究认为主要与遗传学说、自身免疫学说、精神与神经化学学说、黑素细胞自身破坏学说、微量元素缺乏学说、氧化应激学说等有关。目前认为，白癜风发病是遗传因素参与下多种外部因素作用引起免疫、神经、内分泌与代谢等多方面功能紊乱，致使酪氨酸酶系统被抑制，或黑素细胞被破坏，或黑素形成障碍而致皮肤色素脱失。白癜风与遗传有一定关系，但从遗传角度看，遗传仅是白癜风发病的一种因素。然而，环境因素、精神状态、生活方式、工作生活环境、饮食习惯等也起着重要作用。因此，即使已存在遗传因素，只要杜绝其他因素的影响，也可能不发病。此病的遗传率据国内数据为 $3\%\sim17.2\%$。由此看来，白癜风遗传给下一代的概率远不像其他遗传病那样。所以说，白癜风患者可以结婚，而且可以生儿育女。

　　白癜风的皮损可以发生在全身任何部位，但以颜面部、四肢等暴露部位多见，临床上根据白斑发生的部位、特征将其分为节段型、局限型、散发型、泛发型及肢端型等。一旦患了白癜风后不要紧张，更不需恐慌，应尽快到医院检查确诊，争取早期治疗。此病治疗过程相对较长，患者一定要有耐心和信心，积极配合医生，持之以恒，坚持治疗。一般病程短、面积小的白斑，治疗效果相对较好，不少患者可以完全治愈。

　　目前常用治疗方法有：①中医中药：口服和外搽；②糖皮质激素疗法：常用给药方式包括口服、注射和外用。③免疫调节疗法：口服免疫调节剂，外用钙调磷酸酶抑制剂、维生素 D_3 衍生物等。④口服维生素或微量元素。⑤光疗法：常包括可见光疗法、紫外线疗法、红外线疗法和光化学疗法。⑥外科疗法：适合病情稳定者，如面积小的可选择负压吸疱自体表皮移植，较大面积选用组织工程皮肤移植和细胞移植。⑦脱色疗法：用于白斑面积大于 90% 者，仅为美观而已。

⑧遮盖疗法:对于发生在暴露部位患者用含染料的化妆品涂擦白斑处,使其颜色接近周围正常皮肤颜色而达到美观的效果。⑨心理调节,患者应增强对治疗的信心。

虽然治疗白癜风的方法多种多样,但每一位患者还是要根据自身的病情、皮损的类型及发病部位选择最佳的治疗方案。

(傅雯雯)

— 专家简介 —

傅雯雯

傅雯雯,主任医师,复旦大学附属华山医院资深教授,硕士研究生导师。上海市激光治疗质量控制中心主任、上海市医学会理事、上海市医学会医学美学与美容专科委员会前任主任委员、中国中西医结合学会皮肤性病学分会色素病学组副组长。

长期从事白癜风、黄褐斑等色素异常性疾病的诊疗。

五、白癜风患者的饮食建议

　　营养学家建议，白癜风患者可多食黑木耳、黑芝麻、动物肝、鸡蛋、鲜奶、马铃薯、花生、莲子、黑豆、龙眼肉、油菜、核桃肉、丝瓜、黑米、海蜇等，因为这些食材中有的富含微量元素铜，有的酪氨酸含量丰富，这两者都有利于黑色素的合成。

　　推荐 8 种食谱。①核桃芝麻粉：核桃肉、黑芝麻各 30 克，共捣粉后加糯米粉 100 克、红糖 15 克，加水成膏状，蒸熟服，每周服 2 次。②桑葚核桃粥：桑葚子 20 克、核桃肉 30 克切碎，粳米 60 克，同煮成粥，每周服两次。③枸杞木耳汤：黑木耳 15 克清水泡后洗净，枸杞子 10 克，红糖少许，加水同煮服，每日服 1 次。④桂圆八宝粥：龙眼肉 12 克，黑米 100 克，黑豆 50 克，黑芝麻 30 克，莲子 15 克，花生 50 克，核桃肉 15 克，枸杞子 30 克。清水洗净后，加红糖适量，加水同煮服，隔日 1 次。⑤马铃薯花生排骨汤：马铃薯 150 克、花生 100 克，清水洗净后与排骨 100 克同煮，熬汤后每日 1 次，分 2 次服用。⑥鸡蛋花生糊：将花生 100 克研末成粉状与鸡蛋同蒸，加食盐少许，每日服 1 次。⑦黑芝麻核桃糊：取黑芝麻、核桃肉各 30 克，捣细粉后加适量红糖，加水成稠膏状，蒸服，每日 1 次。⑧黑豆花生汤：取黑豆 50 克、花生 100 克洗净后，加红糖适量熬汤喝，每日 1 次。

（吴建华）

○ 摘编自《东方早报》2016 年 6 月 18 日

—— 专家简介 ——

吴建华

　　吴建华，上海长海医院皮肤科主任、教授、主任医师、博士研究生导师。

　　上海市药理学会皮肤药理专业委员会副主任委员、全军医学专业委员会皮肤科专业委员会常务委员、上海市医学会皮肤科专科分会委员、上海市中医药学会皮肤病分会委员、上海市中医药学会美容分会专家委员会委员，同时担任《中国真菌学杂志》《实用皮肤病学杂志》《药学服务与研究》杂志编委。

六、细嫩肌肤不要斑

皮肤的颜色主要由黑色素、血红素等色素基团来决定，我们常说的"斑"主要是指色素斑，也就是由于局部的黑色素颗粒增多、积聚所导致的。黑色素颗粒由黑素细胞分泌，黑素细胞位于表皮的基底细胞层，亚洲人皮肤的黑素细胞含量大概与基底细胞成1∶10的比例关系。黑素细胞的分泌功能受很多内外因素影响，如紫外线照射、机体的内分泌状况等。当由于各种原因造成的黑素细胞分泌功能旺盛，局部黑素颗粒聚集，那么临床上就会表现为深浅不一的色素斑。根据不同的部位和发病原因有很多分类方法，如根据深浅可以分为表皮性色斑、真皮性色斑及混合性色斑，根据发病原因可分为雀斑、黄褐斑、老年斑等。

亚洲人群是色斑的高发人群，这跟我们的人种及基因素质有关，而不同年纪又有不同的好发表现，比如雀斑具有一定遗传素质，好发于青少年；黄褐斑受到性激素水平的影响，较多发生于育龄女性；而老年斑则是由于皮肤的自然老化及紫外线刺激引起，仅发生于年纪偏大的人群。

临床上治疗色斑有很多种方法，包括药物及激光等，要根据不同的发病原因选择合适的治疗手段。对于雀斑，因为病变部位较浅，仅局限于表皮层，因此比较适合激光治疗，经典的755纳米的调Q翠绿宝石激光、694纳米的红宝石激光，以及1 064纳米的ND∶YAG激光都有立竿见影的效果，甚至光子(IPL)也对雀斑有很好的疗效。

关于色斑的治疗，不能说哪一种方法最好，要根据实际情况选择最适合的一种或者几种方法联合应用。如果是雀斑，那么我们通过1～2次的激光靶向治疗就可以达到完全祛除的效果，但是由于它是一个跟遗传素质相关的疾病，因此在治疗后也要严格注意防晒，否则非常容易复发。又如黄褐斑，它的成因比较复杂，跟内分泌、情绪、日晒等都有关系，而且大部分位置位于真皮层或表真皮交界处，因此单独激光治疗效果比较差，治疗参数选择不当还可能会加重病情，这就要根据患者具体情况选择口服药结合外用药，配合小剂量激光的综合治疗方法，不能急功近利，一蹴而就。

激光祛斑基于选择性光热作用理论，特定波长的激光能够直达病变部位，在局部光能转化为热能，利用热效应直接击碎色素基团，被击碎的色素颗粒部分可以通过局部淋巴循环代谢排泄，另外的可以游离到表皮层，通过结痂的方式消除，最后达到消除色素团块的效果，因此疗效确切。位置浅的色斑往往一次治疗就可以治愈，当然位置深、面积大的可能会需要几次加强治疗。同时，由于热能只局限在病变部位，而不扩散至周围组织，对周围正常皮肤几乎没有影响。另一方面，大部分激光是穿透表皮起作用而不破坏表皮层，因此术后不用担心感染等不良反应的发生，恢复后不留瘢痕，误工期也相对较短。

如果明确需要激光治疗，那么治疗前尽量避免日光暴晒，做好防晒工作，少吃光敏性食物。激光祛斑的适应证也比较广泛，除了跟内分泌密切相关的黄褐斑需要配合药物小心尝试外，基本可以适用于所有良性的色素增加性疾病的治疗。

激光治疗非常简单，在有效清洗消毒局部皮损的基础上，即可进行脉冲治疗，时间视皮损面积而定。治疗过程中会有轻中度的弹痛感，但大多在可以耐受的范围之内，如果对疼痛比较敏感，可以提前敷表面麻醉剂，减轻不适感。疗程的次数也根据具体皮损情况而有所不同，一般雀斑 1～2 次即可治愈，中间间隔 4～6 周，太田痣需要疗程就比较长，往往需要 4～6 次甚至更多次数，中间的间隔时间也需要半年左右。

激光祛斑有一些禁忌证，包括对光敏感的，或局部有破损、感染等症状的，不能进行激光治疗，有瘢痕体质的患者应谨慎选择。从色斑的类型来讲，黄褐斑的发病跟体内内分泌状况、情绪、生活习惯及日晒等因素相关，因此是一个多因素造成的局部色素障碍，激光治疗只能作为辅助手段，而不作为黄褐斑的一线治疗选择，在配合药物治疗皮损稳定的情况下，可以去尝试。此外，有些老年性色素斑的患者，一定要在明确病变性质的前提下进行激光治疗，因为随着年龄增大，紫外线的不良刺激等因素，有些痣细胞比较活跃，有可能会有恶变的倾向，这时候就不能选择激光，否则会加速恶变。

大部分激光祛斑方法是无创性的，即皮肤不出现破损。但是有些激光，如二氧化碳激光，它的靶点目标是水，因此通过局部高温产生碳化达到清除皮损的目的，因此是相对有创性的，要格外注意术后的护理，预防感染和瘢痕的产生。其他的大部分以祛斑为目的的激光治疗方法都不会出现严重的不良反应，但是需要提醒的是，有光敏感的患者要谨慎选择。

激光治疗后由于皮肤屏障功能的削弱，皮肤会比较干燥，出现暂时性红肿、脱屑等现象。术后建议敷保湿舒缓面膜，同时避免长时间接触水，尽量保持局部干燥，以便快速脱痂。另外，术后应严格防晒，预防紫外线导致的色素沉积，避免炎症后色素沉着的发生。同时，尽快恢复皮肤屏障功能，如果术中出现表皮破损，需要外用抗生素软膏预防继发感染。

（徐　楠）

○ 摘编自《科学生活》2016 年 11 月

—— 专家简介 ——

徐　楠

徐楠，同济大学附属东方医院皮肤科副主任医师，硕士研究生导师，美国哈佛大学医学院高级访问学者。

从事皮肤科医教研十余年，尤其擅长真菌感染性皮肤病、痤疮和过敏性皮肤病等的诊治，对皮肤病激光治疗和皮肤美容有较丰富的经验。

七、如何正确认识色素痣

　　色素痣是由痣细胞组成的良性新生物，几乎每个人都有，可以在出生时就有，亦可后天发生，常随年龄增长而增多，往往在发育期明显增多。色素痣常左右对称，边界清楚，边缘光滑，色泽均匀，有些可贯穿着短而粗的黑色毛发。绝大多数的痣都是良性的，其数量与身体健康无直接联系，只有少数的痣会恶变成黑色素瘤，据统计，发生概率约为十万分之一。色素痣长期反复接受慢性刺激或不当处理(如用手指抠、抓，针挑或使用化学腐蚀剂等)会促使其产生恶变。此外，位于易摩擦部位的色素痣，如脚底、手掌、外阴等，其恶变概率也比其他部位大。

　　(1) 色素痣发生恶变的信号如下。

　　1) 原有的痣在一年中明显增大，颜色明显加深、发亮。

　　2) 原有的痣出现色素变化，由棕色变成黑色，或由棕色变成黑、棕色相间的花斑。

　　3) 痣的边缘变得不规则或出现卫星状小黑痣，或数个痣融合，表面凹凸不平。

　　4) 局部出现针刺样疼痛、发痒及灼热感。

　　5) 痣的色素消失，表面有结痂形成，发炎、溃烂、流水或出血。

　　出现上述 1～2 项改变，应及时到医院专科检查，以早期诊断和治疗。

　　(2) 色素痣的治疗：大部分色素痣都不需要治疗。对长期受摩擦刺激的痣，首选手术切除治疗，同时结合组织病理检查，可及时排除恶性黑色素瘤。面部等色素痣，面积不大，且恶变可能小，出于美容追求而要求治疗的，可以通过 CO_2 激光烧灼去除。激光治疗比较快速简单，但要注意以下两点。

　　1) 瘢痕形成：烧灼过程中容易产生萎缩性或肥厚性瘢痕。瘢痕产生与色素痣面积大小、痣细胞累及深度和发病部位密切相关。脉冲 CO_2 激光较普通 CO_2 激光由于脉宽更短，对周围正常组织的热损伤更少，因此瘢痕更为轻微。故以美容为目的的治疗最好选用脉冲 CO_2 激光。此外，术后清洁创面，外用抗生素软膏，防止创面继发感染，也非常重要。一般创面的愈合需要 7 天左右。

　　2) 恶变可能：激光是否有致色素痣恶变可能目前尚无明确结论。但以 CO_2

激光治疗时,应尽量清除痣细胞,对复发的色素痣应根据情况及时再次以 CO_2 激光灼除或手术切除。

（卢　忠）

—— 专家简介 ——

卢　忠

卢忠,主任医师、硕士生导师,博士,复旦大学附属华山医院皮肤科激光室主任。上海市医学会激光医学专科分会秘书长、中国医师协会美容与整形医师分会常务委员、中华医学会医学美学与美容学分会激光美容学组副组长、中国医师协会皮肤科医师分会激光亚专业委员会秘书长、中华医学会皮肤性病学分会激光美容学组委员,《中华医学美学美容杂志》及《实用皮肤病学杂志》编委。

瘙痒相关性皮肤病

八、皮肤干痒，应对有方

每逢入冬后，很多妈妈发现孩子原本水润润的小脸蛋儿有点紧绷，有时孩子哭闹后脸上还会出现红红的"萝卜丝"，摸起来有些粗糙，晚上给孩子洗过澡了，但小家伙还会叫嚷着痒，要妈妈挠挠……在寒冷干燥的冬季，孩子的肌肤为什么会干痒不适呢？当孩子的皮肤调节能力和抵御能力较为脆弱时，我们需怎样来呵护，帮助孩子减少和预防干痒？

冬季皮肤干痒，环境和遗传是主因

孩子在冬季如果皮肤出现干燥、瘙痒，实际上是轻度特应性皮炎的一种临床表现。其主要症状是皮肤外观粗糙、干燥、脱屑，因搔痒常伴有抓痕和红血丝，严重的部位会出现皲裂；通常身体的各个部位都会表现出来，最常发生在面部、颈后部、肘关节曲侧、腘窝、小腿和腹部。引起孩子冬季皮肤干燥不适，主要有两个原因。

（1）环境因素：冬天气候寒冷干燥，是特应性皮炎的易发季节。因为气温低，沐浴频次减少，但孩子穿得多又好动，容易出汗，如果没有及时清洁皮肤，细菌等病原微生物会刺激皮肤，从而引起瘙痒。同时，由于室外寒冷，孩子往往会长时间待在空调房间内，加剧了皮肤表面的水分流失。加上皮肤瘙痒的孩子本身皮肤屏障功能就较差，这样经表皮水分流失量就更大，皮肤也就更干了。

（2）遗传因素：冬季皮肤容易瘙痒的孩子多属于敏感体质，由于遗传易感基因决定了这些孩子的皮肤屏障功能相对较弱，更容易受外界影响。一旦外部环境中有不良因素刺激，例如气温变化、护理不当、营养不良、外伤炎症等，就会发生相应的炎症反应。

四招护肤，减少干痒

减少和预防孩子皮肤瘙痒的关键是减少皮肤角质层的水分和皮脂散失，保持皮肤滋润。在寒冷干燥的冬季，爸爸妈妈可以试试以下方法，呵护孩子娇嫩的肌肤。

（1）正确的洗澡方式有助缓解瘙痒：洗澡水温与人体体温接近或略高为宜。冬季给孩子洗澡的浴室应相对密闭，减少漏风口，室温不低于 20 摄氏度，否则容易着凉。洗澡水温 38 摄氏度左右，感觉与人体体温接近或略高为宜，不要有太冷或太热的刺激。注意避免因天气寒冷而用过热的洗澡水，因为过热的水会使孩子皮肤的皮脂、角质层被破坏，容易加重瘙痒感。洗澡频次合适，避免洗澡时间过长。冬季给孩子洗澡的频次应适当，每天 1 次或 2 天 1 次，每次洗澡时间以 5～10 分钟为宜。虽然冬季孩子的皮肤更容易"缺水"，但如果洗澡时间过长，同样会破坏人体表面的皮脂膜，缺乏皮脂膜保护的皮肤将显得干燥、易起皮屑，加重瘙痒。选用弱酸性或中性的沐浴用品。人体的皮肤是偏弱酸性的。爸爸妈妈要尽量避免给孩子使用碱性肥皂或沐浴露洗澡，以免对皮肤造成刺激，破坏天然的皮脂层，导致皮肤干燥。避免用力擦洗，孩子的皮肤较成人的薄，用力揉擦会加重表皮损伤，使瘙痒加重。所以在洗澡时避免用力揉搓，浴后应用柔软的全棉干毛巾轻拍或轻擦皮肤。此外，要勤给孩子剪指甲，防止孩子自己搔抓，以免加剧瘙痒或导致皮肤损伤感染。及时用护肤品滋润皮肤。洗澡后，在皮肤还没有完全干之前，给孩子全身涂上保湿润肤剂，特别是四肢等容易干燥的部位，涂完护肤品后应尽快穿上衣服和袜子。冬季建议给孩子用保湿润肤霜（夏季可用乳液），保湿剂可以阻止水分流失，保持皮肤滋润，减少鳞屑形成，促进表皮修复。

（2）营造一个低敏的居家环境：室内的灰尘、宠物的毛和皮屑等都容易导致孩子皮肤过敏，引起瘙痒。父母可用湿拖把和抹布等经常清洁地板和家具表面，减少尘螨。天气晴朗时，每天开窗通风 1～2 次，每次半小时左右。若家中有多个房间，也可轮流通风。如果孩子是敏感体质，家里最好不要饲养带毛的宠物。冬季长时间开暖空调会让空气变得更干燥，添置加湿器或在房间放盆水可以湿润空气，增加人体皮肤的水合度，缓解皮肤瘙痒症状。

（3）外出保暖防寒也有讲究：冬季早晚气温较低，建议带孩子外出活动时间安排在上午 10 点至下午 3 点之间。出门前，孩子暴露在外的皮肤（如手、面部）需涂上防护霜，比如复方貂油膏等，避免皮肤冻伤。给孩子穿保暖、透气效果好的宽松棉质服装，且要便于脱卸，避免羊毛、腈纶编织的衣物直接接触皮肤。忌给孩子穿高领紧身毛衣，因为小孩的脖子较成人的短，加上活动量大又易出汗，衣物太紧身会使得汗液不易尽快散干,潮湿衣物长时间贴身也容易感冒。活动前适当减少衣物量,可减少出汗,但孩子出汗多时不能马上脱衣服,爸爸妈妈需及时帮他擦干汗液,换掉湿内衣。如果条件不允许,可以在孩子背部垫块干毛巾。手套、帽子、口罩也是冬季儿童外出必须穿戴的物品,但活动量大时同样需及时脱掉。

(4) 吃对食物,也能预防干痒:3～7 岁的孩子正处于快速生长期,营养需求量大。冬季防寒、防冻需多吃高蛋白、高热量的食物,但如果孩子是敏感体质,像牛肉、羊肉、海鲜等高蛋白食品不一定都适合吃,这需要家长平时留心观察辨别,区分哪些食物会诱发孩子过敏,尽量避免食用。同时,适当补充必需的维生素和微量元素对缓解皮肤瘙痒也大有益处,一般通过日常的蔬菜水果、禽蛋、动物肝脏、坚果等即可补充,必要时也可适当吃些鱼肝油。

(王榴慧)

○ 摘编自《为了孩子》2016 年 1B

— 专家简介 —

王榴慧

王榴慧,副主任医师,医学硕士,复旦大学附属儿科医院皮肤科主任。现任中华医学会儿科学分会皮肤性病学组副组长、中华医学会皮肤性病学分会儿童学组委员、中国医师协会皮肤科医师分会儿童皮肤病亚专业委员。

长期从事儿童皮肤病临床诊疗工作,主持上海市自然科学基金项目。

九、秋燥：关注干燥综合征

　　生活中，人们总将秋季的干燥称为秋燥，在感到丝丝凉意的同时却受到秋燥所带来的困扰。秋燥主要表现为口干舌燥，喝水也不感到滋润；鼻腔有干燥感，一不小心还出血；喉咙也痒痒的，频频干咳；嘴唇一碰就干裂，痛得喝水、吃饭都困难；眼睛出现干涩、灼热、发痒、怕光甚至红眼，或眨眼时疼痛似有异物等。秋燥还使皮肤变得干涩，缺少光泽；肠道干涩，引发便秘。如果上述"四干"（眼干、口干、皮肤干和便干）症状持续不缓解甚至加重，意味着体内有可能隐匿着某种病变，如干燥综合征。

　　干燥综合征和秋燥虽然都有口舌、眼与皮肤干燥等表现，然而性质却是完全不同的，要认真加以鉴别。干燥综合征是一种自身免疫性疾病，主要侵害外分泌腺，包括泪腺、唾液腺、汗腺、皮脂腺等，引起眼干口燥，唾液及泪液分泌减少，诱发各种口腔疾病及眼科疾病，严重的会出现猖獗龋（多个蛀牙）、角膜溃疡甚至穿孔失明，皮肤瘙痒也是一个重要特征。女性患者还会出现特有的阴道分泌液减少，自觉干涩，影响性生活。干燥综合征还会累及全身多个系统，腺体外的器官如呼吸道、消化道、肾脏、肌肉、关节、血管等均有可能累及，造成多种多样的临床表现，如肺纤维化、慢性萎缩性胃炎、肾小管性酸中毒、肺动脉高压等。轻者影响生活质量，重者可危及生命。干燥综合征可单独存在，也可伴发于其他自身免疫病，如系统性红斑狼疮、硬皮病、类风湿关节炎等。前者称为"原发性干燥综合征"，后者称为"继发性干燥综合征"。

　　干燥综合征发病原因还不清楚，关键是早发现、早治疗。值得注意的是，由于秋燥也会引起眼干、口干、皮肤干等症状，患者很容易认为是秋燥上身。秋燥主要表现为皮肤干、口眼干燥，没有内脏器官的损害，可根据这些差别，区分是秋燥还是干燥综合征。但该病症状复杂，还需与结膜炎、角膜炎、糖尿病等鉴别，自己很难判断，应该去正规医院在医生指导下进行检查，除了血尿常规、肝肾功能等常规检查外，还必须做泪腺、唾液腺分泌功能检查，血清中抗核抗体（ANA）、抗 SSA 及抗 SSB 抗体、类风湿因子检测等。必要时到口腔科做唇黏膜活检，可进一步明确诊断。

　　秋燥和干燥综合征的治疗也有根本的不同。一般秋燥只要注意多喝水，饮食上多吃滋润的食物,必要时服用些中药调理,就可缓解;而且随着天气逐渐寒冷,秋燥的症状也会自然缓解。干燥综合征则需要及时到医院,请医生给予治疗,包括局部治疗和全身治疗。因泪液分泌少,平时应戴防护镜,避光避风,保持室内湿润,眼干者可用人工泪液以减轻症状,并预防角膜损伤;因唾液分泌少,保护牙齿很重要,饭后要及时漱口或嚼口香糖;女性患者在性生活前使用阴道润滑剂。在医生指导下服药是必需的,长期使用的口服药有羟氯喹、白芍总苷等,少数症状重者还需服用糖皮质激素甚至细胞毒药物治疗。

秋冬季节,空气开始变得干燥,早晚温差大,天气逐渐变冷,都容易使皮肤毛孔收缩,皮肤表面的皮脂腺及汗腺分泌减少,从而使得皮肤表面很容易丢失水分。受到秋燥困扰的人群,特别是干燥综合征患者如何在秋季补充水分保持湿润。首先每天至少要喝 6 杯水,多吃富含液体的水果和蔬菜。其次,洗澡不要过勤,否则会将仅有的少量皮脂洗去,使皮肤变得更为干糙、瘙痒。洗澡时水温不宜过热,避免使用碱性肥皂,特别重要的是浴后使用保湿剂,使皮肤不再出现干燥、脱屑和瘙痒。

(曹　华)

○ 摘编自《家庭医学》2012 年 10 月

—— 专家简介 ——

曹　华

曹华,副主任医师,医学博士,硕士生导师。现任上海交通大学医学院附属瑞金医院皮肤科副主任。中华医学会皮肤性病学分会青年委员,上海市医学会皮肤科专科分会委员,《英国皮肤科学杂志》(中文版)编委。

对皮肤科常见病、疑难病的诊治具有一定临床经验,特别擅长自身免疫性皮肤病如红斑狼疮、硬皮病、皮肌炎,及肺间质病变的研究与治疗。

十、人工皮炎——皮肤的自我伤害

生活实例

　　小王是个性格非常内向的年轻人，平时少言寡语，没什么朋友，父母忙于工作也很少和他交流。近段时间，家人发现他脸上、脖子上、手背总是不断出现各种形状奇怪的血痂，有时候像是抓伤的，有时候又像是烟头烫伤的，一批还没完全好，又有新伤痕，看着有些触目惊心。问他有什么不舒服，他又不肯说，眼看小王的皮肤出现越来越多的伤痕，焦急的父母便带他就诊。经过仔细询查，医生诊断他患了人工皮炎，也就是说，小王皮肤上伤痕是他自己造成的。小王的父母很疑惑，这是怎么回事？

　　人工皮炎是指患者为了达到某种愿望，利用各种手段强行使自己的皮肤受伤。患者常表现出人格异常的特点，比如对可怕的损害表现出无动于衷或淡漠等；常隐瞒其自伤皮肤的行为，在医生试图劝导其说出这些皮肤损害发展、变化的详情时，患者常常会表现出愤怒的情绪。人工皮炎有如下临床特点：患者多为青壮年，女性比男性多见。一般都具有癔症性格特征，比较怪僻，容易接受暗示，受到精神刺激容易出现与临床检查不相符合的症状表现；患者可能抓伤、割伤、剪伤或用钉子等利器损伤皮肤，或以化学品灼烧皮肤；损伤常发生在优势手可够到的部位，最多见于面部、颈部、身体前面、上下肢、手掌足底等处，生殖器部位则比较少见；其人为损害的皮疹形态常常是形状奇特的，局部可发生红斑、水疱、表皮剥脱、坏死和溃疡等各种损害，也可出现刺伤和割伤后所形成的创面。如果是用液体化学品灼伤的，则可以出现化学品在皮肤上流滴时造成的条状或点滴状的损害。随皮肤损害的轻重，患者会有不同程度的烧灼或疼痛感。患者可能并非有意制造皮损，其制造损害的目的是为了缓解内心的冲突，或缓解情绪紧张和压力，儿童和青少年型患者或源于亲子关系异常。

加强青春期亲子交流可能有助于预防人工皮炎这类与心理因素有关的疾病。

人工皮炎的治疗除针对皮肤损伤的对症处理外，更重要的是耐心细致的心理疏导，纠正患者的心理及精神异常状态，必要时需要求助心理医生。家人要给予患者足够的宽容，避免其情绪波动；使其远离尖锐的器具和刺激性的化学物品等，平时勤为患者剪指甲。如果有潜在的精神性疾病应请精神科医生及时会诊，防止病情演变及加重。

（蔡茂庆）

—— 专家简介 ——

蔡茂庆

蔡茂庆，主任医师，上海市中西医结合医院皮肤科主任。

从事皮肤病和性病的临床工作30余年，擅长皮肤外科以及运用中西医结合方法诊治相关疾病。

十一、老年性皮肤瘙痒症的膏方调理

秋冬季节，很多老年人都会出现不明原因的局部或全身皮肤瘙痒，起初瘙痒范围局限，可慢慢扩展至身体大部分，甚至全身。夜间，尤其是睡前脱衣服后患者往往开始感觉大腿内侧、小腿等部位奇痒无比，并且越抓越痒，直至抓到出血。这就是老年性皮肤瘙痒症。

皮肤干燥是导致老年性皮肤瘙痒症的主要原因。随着年龄增长，老年人皮脂腺功能减退，油脂分泌减少，导致皮肤干燥，进而引起皮肤瘙痒。

老年性皮肤瘙痒症的危害主要体现在对患者生活质量的影响上。有的患者虽然觉得皮肤瘙痒，但仍可以忍受，而有的患者觉得全身奇痒，尤其是夜间瘙痒更甚，进而引起烦躁、心悸、失眠等症。此病长年反复发作，导致生活质量明显下降。

在中医理论中，老年性皮肤瘙痒症属于"痒风"或"风瘙痒"的范畴，是一种临床上常见的、难治的疾病。引起老年性皮肤瘙痒症的病因十分复杂，中医认为肝肾亏虚、血虚风燥是其主要的病机。老年人年迈体弱，肝肾不足，气血生化无源；阴血不足，肌肤失于濡养，加之秋冬风燥，内外相合，故见皮肤干燥脱屑、痒等症。

膏方治疗老年性皮肤瘙痒症有哪些益处？古人云"春生夏长，秋收冬藏"，这是因为冬季人体新陈代谢减慢，此时最有利于进补，同时还可调解和改善人体各脏器的生理功能，增强抵抗力，达到未病先防的作用。而冬令进补中又以膏方滋补作用最强，效果最好。老年性皮肤瘙痒症是一种反复发作的疾病，服用膏方不仅仅解决患者当下皮肤瘙痒的问题，对预后亦有极大的帮助。依据笔者多年临床经验，当归饮子加减在老年性皮肤瘙痒症的治疗上卓有成效。方中以四物汤为基础，滋阴养血，取其"治风先治血，血行风自灭"之义；加桃仁、丹参在补血同时活血；玉竹、天（麦）门冬、南北沙参加强滋阴之力；莲子、酸枣仁养心安神，帮助睡眠；桑葚补益肝肾，生津润燥；白蒺藜平肝疏风；防风、荆芥疏风止痒；黄芪益气固表；陈皮、茯苓、山楂、山药健脾和胃；甘草益气和中，调和诸药。诸药合用，以达滋阴润燥、养血祛风之功。

除膏方调养外，患者日常生活中还需注意调护。饮食以清淡为主，不宜过多食用辛辣刺激性食物，以免加剧皮肤瘙痒。皮肤瘙痒时尽量不要搔抓，不断搔抓会使皮肤增厚，皮肤增厚后反过来又会加重皮肤瘙痒，因此会形成一个恶性循环。皮肤不宜过度清洁，同时还需经常擦些护肤用品如保湿霜、润肤乳，使皮肤保持一定的湿度、滋润度，有利于防止或减轻皮肤瘙痒。

（张慧敏）

—— 专家简介 ——

张慧敏

张慧敏，副主任医师，上海中医药大学附属曙光医院皮肤科主任，上海市中医药学会皮肤科分会副主任委员，上海市中医药学会美容分会名誉主任委员，日本国立长崎大学皮肤科学博士，日本国立国际医疗中心（原国立东京第一医院）博士后。

获日本研究皮肤科学会"皮肤科学家"称号和日本实验溃疡学会奖，上海市"浦江人才"，上海市卫生计生委中医临床优势专科（皮肤科）负责人。

过｜敏｜性｜皮｜肤｜病｜

十二、敏感性皮肤与皮肤过敏是一回事吗

敏感性皮肤,这是近几年皮肤科的一个新名词。在皮肤科门诊经常有患者咨询,敏感性皮肤怎样判断? 敏感性皮肤如何护理? 要回答这两个问题,首先要认识什么是敏感性皮肤。目前,敏感性皮肤的确切含义尚未达成一致,一般认为敏感性皮肤是一种高度不耐受的皮肤状态,易受到各种因素的激惹而产生刺痛、烧灼、紧绷、瘙痒等主观症状的综合征,皮肤外观正常或伴有轻度脱屑、红斑和干燥。

敏感性皮肤与"皮肤过敏"是两个不同的概念。皮肤过敏是一种变态反应,由变应原进入机体后,促使机体产生相应的抗体,引发抗原抗体反应,或引起细胞免疫反应,表现为红斑、丘疹、风团等临床客观体征,常伴瘙痒。而敏感性皮肤通常是对刺激的耐受性降低,出现一系列异常感觉反应,大多缺乏客观体征,其发生机制虽然不是很清楚,但普遍认为不伴有免疫或过敏机制。

敏感性皮肤的原因尚不完全清楚,是多因素共同作用的结果。可分为内源性因素(遗传、内分泌因素、某些疾病)和外源性因素(如化学物质刺激、环境因素、生活方式、心理因素等)。敏感性皮肤患者多表现为痒、刺痛感、针刺感、烧灼感、紧绷感。其严重程度不一,有个体差异。在用化妆品后,不适感加重,有的甚至不能耐受任何护肤品。皮肤不适症状可在用后数分钟出现,也可在数小时,甚至数天后出现。有时可见皮肤干燥、面部红斑、细小鳞屑、面部容易潮红。临床类型可分为:

(1) 环境型:常见于白、干、薄的皮肤,主要对环境因素出现反应,如对冷、热、快速的温度变化等敏感,可频繁出现面部潮红。

(2) 化妆品型:对化妆品出现反应。

(3) 非常敏感型:对外源性的因素,如化妆品、环境因素和内源性因素都可出现严重的反应。

治疗上，对一般敏感性皮肤的处理，要避免再刺激，尽量减少蒸脸、按摩、去角质等美容措施。可选用针对敏感性皮肤设计的化妆品，其常含有维生素 B_5、羟甲基 β-葡聚糖等。由于皮肤比较干燥，可使用含有合适比例脂质的保湿产品。对自觉症状严重、影响日常生活的患者，可口服抗组胺药物，外用非激素类抗炎药物以缓解症状。

因此，对敏感性皮肤的个体尽可能使用成分简单、少含或不含致敏物和刺激物的化妆品。日常皮肤护理时，坚持以下三个原则：使用温和、无刺激成分的清洗剂和保湿剂；注意皮肤的保湿；补充皮肤油脂以修复皮肤屏障。

（汪五清）

○ 摘编自《您可能不知道的皮肤问题》2016 年 4 月

— 专家简介 —

汪五清

汪五清，医学博士，主任医师，硕士生导师，复旦大学附属闵行医院皮肤科主任。兼任上海市中医药学会皮肤科分会副主任委员、上海市医学会皮肤科专科分会委员等。主持市科委及市卫生计生委课题 5 项。

擅长荨麻疹、银屑病、痤疮、医学美容、性病的诊治。

十三、异位性皮炎怎么治疗

异位性皮炎，又称特应性皮炎、遗传过敏性湿疹。患儿通常具有过敏性疾病家族史或本人易患某些过敏性疾病，如哮喘、过敏性鼻炎、结膜炎等。该病主要表现为剧烈瘙痒、皮肤干燥和渗出倾向，往往具有特征性的临床表现和皮疹分布形式。病程通常较长，一般在生后第 2 或第 3 个月开始发生，多数在 2 岁以内缓解，少数可持续终身，严重者甚至可影响患儿的生长发育。

治疗主要是控制症状，尽可能减轻该病对患儿生活质量和生长发育的影响。治疗主要包括护理、外用药物治疗、内用药物治疗。轻症患儿一般经过良好的护理可以使疾病得到控制，中重度的患儿常常需要长期的综合治疗。

（1）对症护理：包括以下三点。

1）避免刺激：比如食物残留物、果汁、唾液对口周的刺激；粗纤维衣物、汗液、洗涤剂对皮肤的刺激；大小便残留物的刺激。过热、焦虑、气候巨变、感染、预防接种也都可能成为刺激诱发因素。

2）润肤保湿：经常使用适合患儿的润肤保湿剂，防止皮肤干燥皲裂，保护皮肤屏障功能。

3）注意环境过敏因素：主要包括食物、花粉、虫螨。添加新的辅食时一般要观察 3 天，如果当日以及以后 2 天出现发疹或皮疹加重，要注意回避，必要时可进行过敏原筛查。

（2）外用药物治疗：外用激素药物仍然是当前国内外治疗该病的重要治疗方法，在医生的指导下正确使用是关键。在使用外用激素制剂时，既要防止盲目滥用、乱用导致不良反应，也要防止盲目恐惧、排斥使用外用激素制剂导致错过最佳治疗时机、病情加重甚至失控。外用激素制剂通常开始选用温和弱效的激素制剂，如地塞米松乳膏，可以和保湿润肤剂一起结合使用，有皮损时每日 1～2 次，控制后改为每周 2 次巩固维持，直至稳定。不可在好转后直接停药，否则很快复发，反复用药反而增加药物的用量。要尽量避免使用强效激素、含氟激素在婴幼儿中的使用。一些较大年龄段的患儿，病情控制后还可以交替使用一些非激素制剂，减少出现激素耐受。渗出严重的可以采用湿敷，减少渗出。这里要提醒：某些所谓"非激素中药软膏"实际上含有强效激素，经常大范围使用有害健康，要注意咨询医生。

（3）口服药物治疗：可给患儿服用抗组胺药物，比如苯海拉明糖浆或异丙嗪糖浆，有镇静止痒的作用。也可以口服非镇静的抗组胺药物，还可补充维生素、钙剂。有继发感染时应控制感染。

对于以上措施无法控制的、病情严重顽固的患者，需要查找原因、必要时给予全身综合治疗，而不要单纯依靠加强外用激素来控制。总之，经过正确合理的治疗和护理，绝大部分患儿均可以得到有效的控制甚至完全缓解，随着年龄增大、机体免疫的自身调整，病情可进一步减轻。

（姚志荣）

○ 摘编自"好大夫在线"姚志荣大夫的个人网站

—— 专家简介 ——

姚志荣

姚志荣，主任医师、博士生导师，上海交通大学医学院附属新华医院皮肤科主任，上海交通大学医学院遗传性皮肤病诊疗中心主任。

主要研究方向为遗传性皮肤病及变态反应性皮肤病。在遗传性皮肤病方面，开展大片段缺失、嵌合突变等复杂高难度基因诊断，及致死、致残性遗传性皮肤病的产前基因诊断。

十四、春季"上火"原因细甄别

"上火"是春天常困扰人的问题。"上火"是一种俗称,包含了几种不同的疾病,从皮肤科的角度来看,"上火"原因要仔细甄别。

(1)"上火"的原因很不同:老百姓所说的"上火",常指嘴唇周围、口腔里,生出一些水疱、溃疡,有的人认为是吃了热性食物所致。

从现代医学角度来分析,"上火"常可以分为下列几种情况:①B族维生素缺乏,或者局部念珠菌感染导致的口角炎;②口角部位的湿疹;③由单纯疱疹病毒感染引起的口周单纯疱疹等。其中,以发于口周的单纯疱疹最为常见。

单纯疱疹易在抵抗力弱时发病。有数据显示健康人群中有 50%～70% 的人感染单纯疱疹病毒。该病毒可通过呼吸道、皮肤黏膜进入体内。当人体抵抗力低下时,这些长期潜伏在人体内的病毒就会伺机而动,在口腔周围皮肤生出疱疹来。有时会在口腔黏膜发生糜烂溃疡,让人疼痛难忍。造成人体抵抗力低下的原因很多,如:加班熬夜疲劳,女性月经期和学生考试前精神紧张等。

发生于口角处的单纯疱疹还是需要与口角炎、口唇部的湿疹相鉴别,这样才能对症处理,尽早"祛火"。

单纯疱疹与口角炎的鉴别:口角炎往往发生在口角处,常表现为口角的皲裂。而单纯疱疹表现为红斑上集簇性的小水疱,既可发生于口角处也可进入口腔,水疱破裂后可形成糜烂甚至溃疡。

单纯疱疹与湿疹的鉴别:单纯疱疹是由病毒引起,而湿疹是由过敏引起。从症状上说,湿疹最常表现为红斑、丘疹、水疱的多种形态,伴有痒感;单纯疱疹以集簇性小水疱为主,痒感较轻或不伴痒感。另外,单纯疱疹有自限性,一般 10 天左右就会自愈,而湿疹缠绵难愈,难以自行消退。

(2)"上火"的处理方法:针对不同原因的"上火",处理的方法完全不一样。

1)单纯疱疹处理方法:主要使用抗病毒药物,目前西医有内服的和外用的抗病毒药物(如阿昔洛韦、伐昔洛韦等),对于疱疹的急性发作有很好的治疗效果,但不能完全预防复发。频繁复发也是很痛苦的,因此可以采用一些中医的食疗办法,如:可用一些清热解毒的草药,即所谓"泻火"的中药来泡茶饮用,以达到治疗以及预防复发的作用。诸如板蓝根、大青叶、野菊花、金银花、蒲公英等煎汤或泡茶饮用，都可以起到很好的"泻火"作用。此外，注意饮食清淡，多吃维生素C含量丰富的瓜果蔬菜，多饮水。还要引起重视的是，一定要劳逸结合，避免过度疲劳、情绪紧张，及时释放压力，增强自己的体质，才是抵抗疱疹病毒最好的方法。

2）口角炎处理方法：B族维生素缺乏可引起口角炎，所以发生口角炎需要注意补充B族维生素，饮食中要有丰富的谷物类食物。另外，不要用舌头去舔嘴唇，唾液中含有消化酶，长期舔嘴唇，反而越舔越干。在干燥的季节可以使用一些润唇膏、护唇油来保护嘴唇，预防干裂。

3）湿疹处理方法：湿疹是过敏引起的，首先应找出引起过敏的原因。一些水果如芒果、菠萝等易引起过敏体质的患者患唇部湿疹。还有女性使用的化妆品，特别是唇膏，也常是过敏原，要选择对自己相对安全的化妆品。考虑到长期使用激素的不良反应，建议不要自行外用激素类药物，应该在医生指导下选择合适的药物。

总之，春天防治"上火"，首先，生活要有规律，注意劳逸结合，按时休息，及时释放压力，增强自己的体质。其次，多吃蔬菜、水果，少吃辛辣食物，多饮水。

（张慧敏）

十五、出现药疹该怎么应对

药疹，是药物过敏反应最常见的类型，是指患者所使用的药物通过各种途径进入到人体内，引起皮肤、黏膜的反应，外观表现出各种各样的皮疹。用药途径可以是内服、注射、吸入等，药物的外用也可以引发药疹。引起药疹的药物种类繁多，最常见的有解热镇痛类、磺胺类、安眠镇静类、抗生素类及血清制品、呋喃类、吩噻嗪类等。中草药的单味药、复方中成药和中药注射制剂也可引起药疹。在接受药物治疗的过程中，大约有 1% 的患者发生药疹，其中有 2% 的药疹反应相当严重。

药疹一般在初次用药后 7～14 天发生，也可以在用药后数小时或 1～2 天发生，少数情况下致敏期可以超过 20 天。临床上药疹的表现多种多样，可以是发疹性表现为红斑样皮疹，也可以表现为大疱性水疱、血管炎等不同类型，甚至可以表现为药物诱发的一系列皮肤疾病。同一种药物在不同的个体可发生不同类型的药疹，而同一临床表现有可能由不同的药物引起。在众多的表现中，发疹性药疹最为常见，该型药疹开始为红斑，对称分布，最初发生于躯干上肢，逐渐皮疹融合，黏膜通常不受累，常伴有瘙痒感，一般经 1～2 周后自行消退。由于皮疹的形态与病毒疹极为相似，给临床诊断带来了困难。有时发疹性药疹是重症药疹的初期表现，在出现颜面水肿、黏膜损害、皮肤疼痛、皮疹暗红且发展与变化迅速等情况时，应注意可能出现或发展为重症药疹，包括药物超敏综合征、红皮病型、重症多形红斑及中毒性表皮坏死松解症型药疹。要说明的是，重症药疹全身症状重，易合并系统症状，可危及生命。

药疹一旦临床明确诊断，应尽快停用可疑的致敏药物。有时同时使用多个可疑致敏药物的患者，在诊断药疹时对具体的可疑致敏药物不能确定，因缺乏临床或实验室的检测来明确药物的致敏性，以致确定何种致敏药物较为困难，此时应尽可能停用各种可疑致敏药物。极少数患者在建议停用某一种可疑致敏的特殊药物时应与原发疾病的治疗方案权衡利弊。

药疹患者应适量多饮水以促进体内可疑致敏药物的排泄，积极配合医生进行相关治疗，重症药疹患者可能危及生命，应及早住院治疗。药疹的皮疹很容易瘙痒，此时患者切勿搔抓，禁忌热水洗烫，以免皮损区破溃，引发感染。

　　曾发生过药疹的患者对药物的应用要严加控制,依据适应证选择药物,尽可能减少用药品种,杜绝滥用药物。应避免使用既往过敏的药物和化学结构与其相似的药物。对容易致敏的药物,在使用时也要注意有无皮疹的发生,有无药疹的前驱症状出现,如发热、瘙痒、红斑及全身症状等,一旦发现,需及时停药。有些药物在使用前应严格按照要求进行皮试,以避免严重反应的发生。

（徐顺明）

○ 摘编自《上海大众卫生报》2013 年 12 月 24 日

—— 专家简介 ——

徐顺明

　　徐顺明,上海市浦东新区人民医院皮肤科主任,主任医师。
　　致力于变态反应性、免疫性皮肤疾病和性病的防治与研究。

十六、牛皮癣是什么病

牛皮癣是银屑病的俗称,它是一种难以治愈、容易复发且常见的慢性炎症性皮肤病。典型皮损为鳞屑性红斑,多发生于青壮年,冬春季节易复发或加重,而夏秋季节多缓解。我国有 300 万以上患者,全世界则有近 2 000 万名患者。目前认为该病可能是多基因遗传病,其发病机制与环境因素诱发和免疫机制紊乱有关。

由于此病的皮疹表现为红色斑疹、丘疹或斑块,上面覆盖着多层银白色鳞屑,这种特征性表现是"银屑病"病名的来源。而"牛皮癣"的俗称也是来源于此。不过"牛皮癣"的叫法很容易使人将其与"癣"病联系起来。实际上,虽然"牛皮癣"的名称带有一个"癣"字,但它不是癣。前面已经介绍过,癣是指由浅部真菌引起的皮肤病,如手癣、足癣、股癣、体癣、头癣等;而牛皮癣不是浅部真菌所引起的皮肤病,所以不属于癣。

(1) 牛皮癣不是癣:因为其中有"癣"字,过去曾招致了许多患者盲目地内服或外用过"癣药"。当然,大多数都是无效的;然而,也确实有一些患者在涂搽了"癣药"之后,牛皮癣的皮损缓解了或消退了。这是为什么呢? 其实,所谓"癣药",应是指能够通过抑制或杀灭真菌而有效地治疗皮肤癣菌病的药物。目前较常使用的癣药有灰黄霉素、克霉唑、咪康唑、益康唑、酮康唑、特比萘芬以及伊曲康唑等。这些药物中有的只能内用或者外用,有的则既能内用,也可以配制成各种不同的外用药,供局部使用。但是,不论内用还是外用,也不管外用药是水剂、酊剂、霜剂或软膏,它们都是通过抑制或杀灭真菌而发挥治疗作用的。牛皮癣不是真菌侵犯皮肤引起的,因此使用上面所讲的"癣药"往往是徒劳的。

但是,也有一些"癣药",它们具有多种功效,既能抗真菌、抗细菌,又具有抗炎、抗过敏以及使肥厚变硬的皮损软化,或者使角化不全的皮损恢复正常结构的作用。它们常被配制成不同成分、不同含量、不同剂型的外用药,如复方苯甲酸软膏、水杨酸甲醛酊等,因为含有水杨酸,水杨酸有抗真菌作用和角质离解作用,可用于治疗癣;而水杨酸又具有角质离解作用和消炎作用,可用于治疗银屑病。因此,它们常常是既能治疗皮肤癣菌病,又可用于治疗如银屑病等其他一些皮肤病。这就是为什么有些银屑病患者使用了这些"癣药"后有效的原因。

（2）牛皮癣不会传染：研究证实，牛皮癣不是由微生物（细菌、病毒或真菌）直接引起的疾病，所以即便是长期密切的接触也不会传染他人而发病。从来没有因银屑病患者与其周围人群接触而引起成批银屑病发生。如在一个家族中出现数人同时发生银屑病，也只能用遗传因素来解释。

牛皮癣的发病原因尚未明了，目前已知与遗传因素、间接感染、精神因素、内分泌因素、外伤、饮食、代谢及免疫等因素有关。但各种资料均证明：牛皮癣根本不存在传染性。因此，请牛皮癣患者放心，不要无故增添精神上的负担而影响疾病的恢复，更不要为此而避免必要的接触；同时也请他人放心，绝不会因密切接触牛皮癣患者而患病，不要拒绝与牛皮癣患者握手。

（3）牛皮癣好发人群：据统计，牛皮癣在普通人群中的总患病率为 0.1%～3.0%。而不同的人种发病率也不尽相同，其中白种人发病率最高；黄种人的发病率次之；而黑种人、阿拉伯人发病则比较少见。

在我国，牛皮癣的总患病率为 0.123%，年患病率为 0.01%，不同的人群中患病率也有差异。一般的规律是北方普遍高于南方，城市明显高于农村，男性常常高于女性。初发年龄男性为 20～39 岁，女性为 15～39 岁，以青壮年为多。造成这些差异的原因很复杂，目前还没有一个令人十分满意的解释。近十年来发病率有上升趋势，认为与工业污染和工作环境有一定关系。现多认为本病属多基因遗传，同时受环境因素影响，免疫功能异常、代谢障碍、感染因素及促发诱因（如精神失常、外伤、手术、季节变化、潮湿、放射线照射、内分泌变化、妊娠、刺激性食物及某些药物如普萘洛尔、抗疟药等）均可以诱发本病或使之加重。

（潘　萌）

—— 专家简介 ——

潘　萌

潘萌，主任医师，副教授，博士生导师，上海交通大学医学院附属瑞金医院皮肤科副主任，上海市医学会皮肤科专科分会副主任委员，上海市医师协会皮肤科医师分会秘书。

主要致力于大疱性皮肤病的临床和实验研究。

十七、银屑病：不正规治疗比不治更可怕

"银屑病，你好！我已经认识你 40 年了，你再也不会使我惊讶了，当你状态好时，我就像站在世界顶端，充满自信；当你不好时，我的自信跌落低谷，我发现活着没有任何意义。"这是一位患者的心声，也代表了银屑病患者群体的呼声。据不完全估计，全世界约有 1.25 亿人受到银屑病的困扰，中国的银屑病患者达到 600 多万。银屑病虽然没有传染性，但对患者造成了身心双重负担，严重影响了患者的交友、工作、学习和日常生活。

遵循"正规、安全、个体化"原则，完全可以控制银屑病。由于银屑病是慢性复发性疾病，无法根治，给很多"江湖郎中""不法行医者"以可乘之机。目前我国银屑病的治疗出现了很多误区，不少江湖"医生"在很多网站、报纸大肆宣传可以治愈银屑病的广告，通过盗用高科技术语，夸大治疗效果，隐瞒副作用等广告词来吸引银屑病患者的眼球，如"基因治疗""根治、速效""纯中药制剂、绝无副作用"等。一些所谓的"银屑病专家""银屑病医院"为了获取经济利益，大做广告，追求近期疗效，随意用药，造成了严重的后果。很多银屑病患者应用偏方加重后转向正规医院，但结果常常已无法挽回。

银屑病是一种常见的慢性复发性炎症性皮肤病，临床表现为红色的丘疹或斑块，表面覆有银白色鳞屑；皮肤损害可以局限，也可以泛发全身；此外，关节、指甲、黏膜亦可累及；少数非寻常型银屑病的表现为脓疱、关节炎和红皮病。目前认为银屑病是遗传因素与环境因素等多种因素相互作用的慢性炎症性皮肤病。发生机制与免疫介导有关。银屑病可由感染、精神因素、饮酒、吸烟、外伤、药物等内外环境因素诱发。在银屑病的治疗中，最重要的是要遵循"正规、安全、个体化"的治疗原则，完全可以很好的控制银屑病，让银屑病患者重拾信心。银屑病的治疗一般采用外用药物治疗、内用药物治疗、中医治疗、生物制剂治疗以及物理治疗等，根据不同患者的病情、需求、耐受度、经济承受能力、既往治疗史及药物的不良反应等，个性化地选择治疗方案。通过认真细致地诊治，很多银屑病患者都达到了非常好的治疗效果，延长了临床缓解期。

事实上作为一种慢性疾病，银屑病经过治疗后皮损消退有一个过程，因此患者切莫片面追求速效。疗效太快未必就是好事，背后可能隐藏着大的不良反应

或日后病情的加重。有些患者病情并不重，在系统应用（口服或注射）糖皮质激素后，皮损很快消退，但后来病情越来越重，治疗效果越来越差，最后导致红皮病性、脓疱性银屑病。有些银屑病患者甚至在服用某些药物后易引发多脏器损害，这样的方法在正规医院早被禁止，但由于近期效果好，有些不规范的医疗单位仍在使用，银屑病患者一定要擦亮自己的眼睛，不可贪一时的疗效而害了自己。

（史玉玲）

○ 摘编自《新闻晨报》2014 年 11 月 17 日

— 专家简介 —

史玉玲

史玉玲，医学博士，博士后，主任医师，教授，博士研究生导师，同济大学附属第十人民医院皮肤性病科主任。

擅长银屑病、白癜风及自身免疫性皮肤疾病的诊断和治疗。

感｜染｜性｜皮｜肤｜病｜

十八、水痘好后会留瘢痕吗

在幼儿园和中小学，经常会发现一个小朋友身上出现红疹，过不了多长时间其他小朋友也出现了同样的症状，这可能是得了水痘。水痘是怎么回事？有传染性吗？多长时间能上学？这都是很多家长最为关心的问题，类似的问题相信大家都很熟悉，但最为关心的莫过于水痘好了会留瘢吗？

水痘是由一种叫"水痘-带状疱疹病毒"引起的急性传染病，多发生于学龄前小朋友，但是也有不少人在儿童时期没出过水痘，直到成人，甚或年纪偏大的时候才出水痘。该病潜伏期为 12～21 日，平均 14 日左右。起病急，以发热及成批出现周身性红色斑丘疹、水疱、结痂为特征的多种表现，而且各期皮疹同时存在为特点。冬春两季多发，其传染力强，接触或飞沫均可传染。易感儿发病率较高，学龄前儿童多见。该病为自限性疾病，病后可获得终身免疫，也可在多年后出现带状疱疹。

需要提醒的是，不是所有的红色皮疹和水疱都是水痘，家长们还要注意与其他相似的皮肤病鉴别，如脓疱病，好发于鼻唇周围和四肢暴露部位，易形成脓疱及黄色厚痂，经搔抓而播散，不成批出现，一般无全身症状；早期的水痘很容易与丘疹样荨麻疹相混淆，后者俗称虫咬皮炎，系皮肤过敏性疾病，皮疹为红色丘疹，顶端有小水疱，无红晕，分批出现，离心性分布，口腔里不会发生，痒感明显。

预防和治疗上应早期隔离至皮疹完全结痂干燥为止。局部治疗以止痒和防止感染为主，叮外搽炉甘石洗剂，疱疹破溃或继发感染者可外用抗生素软膏。继发感染全身症状严重时，可用抗生素口服或静滴。忌用皮质类固醇激素，以防止水痘泛发和加重。对免疫能力低下的播散性水痘患者、新生儿水痘或水痘性肺炎、脑炎等严重病例，应及早采取抗病毒药物治疗，阿昔洛韦或伐昔洛韦是目前治疗水痘的首选抗病毒药物，如在发病后尽早应用效果更佳，一般使用 5～10 天即可。

水痘预后一般良好，尤其是儿童患者。但水痘发生的部位较广泛，常发于头面部,数目较多,故常有人担心会不会留下瘢痕,影响美观。其实,这种担心是不必要的。一般来说水痘按照自然病程发生、消退,即使水疱较大破溃后形成糜烂面,也会很快痊愈,因为单纯水痘的损害部位很浅,未到达真皮组织,愈后不留瘢痕。但有少部分患者,尤其是皮疹较重者,若不注意保持皮肤清洁,反复搔抓破溃后易继发细菌感染,向下破坏累及真皮层,可导致瘢痕形成。

临床上水痘还有几种特殊类型。新生儿水痘,通常是在出生时经由母亲而感染,一般症状表现较轻,但亦可发生系统损害而致死。成人水痘症状较小儿为重。前驱期长,高热,全身症状较重,皮疹数目多,也更痒。出血性水痘,水疱内容物为血性,有高热及严重的全身症状,好发于营养不良、恶性淋巴瘤、白血病等使用免疫抑制剂及皮质类固醇激素治疗的患者。以上几种特殊类型虽较少见,但一旦发生就应加强护理,防止继发感染。否则不仅仅是留瘢痕的问题,还可发生肺炎、脑炎、心肌炎、肾炎等严重并发症,甚至危及生命。

因此,生了水痘后既不要恐慌,也不要忽视,应科学治疗。绝大部分患者的皮疹都会愈合,一般不会轻易留下瘢痕。

(高春芳)

--- 专家简介 ---

高春芳

高春芳,女,51 岁,医学博士,副主任医师,上海市普陀区中心医院皮肤科主任。

擅长银屑病、湿疹皮炎、荨麻疹、痤疮及疑难性皮肤病的中西医结合诊疗。

十九、如何防治手、足癣

据文献报道，工作中手工操作机会较多、浸水时间和频次较多的人易患手、足癣，如矿工、鞋匠、修理工人、水产从业者等。此外，手足多汗者、湿热地区和高温季节也是手、足癣高发的诱因。

（1）手癣临床上有几种类型：根据手癣的皮疹特征，临床上分为水疱鳞屑型、角质增厚型两类。

（2）手癣的外用治疗药物及剂型：应根据不同的皮损类型采用不同剂型的外用药。

1）水疱鳞屑型：本型应尽量避免使用刺激性和剥脱作用强的酊剂、软膏，以免触发癣菌疹或造成细菌感染等并发症。用药应选择比较温和的水剂和霜剂，如卡氏涂剂、10％冰醋酸、1％特比萘芬软膏、复方酮康唑霜和联苯苄唑软膏等，皮损范围较大者可选用水剂或酊剂，范围较小者可选用霜剂或软膏。

2）角化增厚型：治疗应分两步，开始 1 周采用酊剂，如复方土槿皮酊或全量的复方苯甲酸酊，也可用 10％冰醋酸浸泡，每次 20～30 分钟，然后再用抗真菌霜剂或软膏外涂 1 周，如半量的复方苯甲酸软膏、酮康唑、特比萘芬霜等，以帮助巩固疗效和恢复正常的皮肤屏障功能，否则即使治愈后，也极易短期内复发。有皲裂者，可加用尿素脂或康裂脂（尿素咪康唑乳膏）。皮损消退后应继续搽药至少 2 周。

此外，手部因经常水洗，所以局部搽药次数应增加，特别是洗手之后要加搽软膏或霜剂。对于外用药难以治愈的顽固性手癣，如角化增厚型手癣，联合口服抗真菌药如伊曲康唑、特比萘芬、氟康唑等，常能收到很好的效果。如有湿疹化的病变，应当加用一些抗湿疹的药物，如复方抗真菌外用药、激素及非激素类抗炎药。

（3）足癣的复发率：足癣是皮肤真菌病中发病率最高的病种，在人群中的发生率约为 15％，也有高达 30％～70％，国内报道足癣患者占皮肤科门诊就诊患者的 10％～20％。足癣复发率高，约 84％的患者平均每年发作 2 次以上。足癣的主要致病菌为红色毛癣菌、须癣毛癣菌、玫瑰色毛癣菌和絮状表皮癣菌。近年来，念珠菌感染的报道增多。

　　据已有资料显示，足癣治疗依从性不强的最主要原因为疗程长，患者用药后短期没有取得较显著疗效后不能坚持。调查显示，57％的患者使用外用药物坚持不到 7 天时间。82.5％的患者使用外用药物坚持不到 14 天时间，提早停药，致使足癣无法彻底治愈、反复发作。

　　（4）水疱浸渍型足癣外用药的注意事项：①避免使用刺激性和剥脱作用强的酊剂、软膏，以免触发癣菌疹、细菌感染等并发症；选择较温和的水剂和霜剂，如卡氏涂剂、10％冰醋酸、1％特比萘芬软膏、复方酮康唑霜和联苯苄唑软膏等。②大疱应予以挑破。③若有糜烂但渗出不多时，应先使用糊剂，待创面干燥后再外用上述霜剂并加用足粉；若有大量渗液，宜先用 0.5％新霉素液、3％硼酸液或 R－R 液湿敷，待渗液消失，创面干燥后再治疗足癣；若继发细菌感染应先控制感染。

　　足癣可以用口服药物治疗，若皮损顽固、范围大，外用药效果不佳，且求治意愿强烈的情况下可以依据患者身体情况决定是否口服药物治疗。目前临床上用于治疗足癣的口服抗真菌药有伊曲康唑、氟康唑、特比萘芬等。

　　足癣"1＋1"疗法，即 1 种外用抗真菌药物加 1 种口服抗真菌药物联合治疗的方法。这是国内外专家最新提出的研究成果并达成的共识。这一疗法的显著特点是能够缩短疗程，提高疗效，降低复发率，兼顾了理想治疗策略的四点优势：安全性、有效性、依从性和经济性。"1＋1"联合疗法具体为：口服 1 周药物＋同时外涂 1 周药物。疗程一般只需一周时间，特别适合那些生活节奏快、希望早些治愈的患者。

（温　海）

——— 专家简介 ———

温　海

　　温海，男，主任医师，教授，博士生导师。上海长征医院皮肤科主任。

　　中国中西医结合学会皮肤性病专业委员会名誉主任委员，上海市中西医结合学会皮肤性病专业委员会主任委员，中国微生物学会真菌学专业委员会副主任委员，中国菌物学会医学真菌专业委员会副主任委员。

二十、"梅毒"常识

（1）梅毒到底是怎么传染的？酒店用品譬如毛巾之类的会不会传染？梅毒通常通过性行为、血液以及母婴传播，也有少数医源性传染。除了以上这些明确会感染梅毒的途径以外，一些类似性行为也可以传播梅毒，譬如口交、肛交等。使用安全套当然可以大大降低性接触的传染性，但依然不能完全杜绝。另一方面，日常生活的接触是不会传染梅毒的，比如握手、接触酒店的生活用品等。因此，不要再让酒店的毛巾背黑锅了。

（2）为什么反复治疗多次后梅毒检测还是阳性？得过梅毒的人，也许都有这么一个问题：为什么治疗后，甚至是多次治疗后检查血液还是阳性的？有时候医生说治好了，可是化验血还是显示阳性，是不是得了梅毒就是终身阳性了？为什么过去的不能永远成为过去？这就要从梅毒的血清学试验说起。梅毒的检查方法有很多，目前应用最多的就是抽血查梅毒抗体，包括初筛试验(比如快速血浆反应素环状卡片试验，简称 RPR)和确诊试验(比如梅毒螺旋体明胶凝集试验，简称 TPPA)。无论是否有临床表现，只要这两项都是阳性的话，就可以诊断梅毒了。其中，RPR 的结果是会随着时间和病情严重性而变化的。患病早期 RPR 滴度较低，到二期梅毒的阶段滴度较高，如果不治疗进入晚期梅毒阶段滴度又会下降。如果早期及时治疗，RPR 可以转阴。但是如果治疗不及时，那即使正规治疗后也可能不转阴，而长期维持在 1∶8 以下的低滴度，即所谓的"血清固定"。TPPA 是明确一个人有没有感染过梅毒的指标。一般只要感染过梅毒，这项检查结果基本一辈子都是阳性了，它不会因为梅毒治疗的成功而转为阴性。

（3）怎么样才能知道是几期梅毒？梅毒每期都有各期的诊断依据。

一期梅毒的诊断依据：①有不洁性交史，潜伏期约 3 周；②典型症状如有单个无痛的硬下疳，多发生在外生殖器；③实验室检查：聚合酶链氏反应(PCR)检测梅毒螺旋体基因阳性；或暗视野显微镜检查硬下疳处取材，查到梅毒螺旋体；梅毒血清试验阳性。此三项检查有一项阳性即可。

二期梅毒诊断依据：①有不洁性交、硬下疳史；②多种皮疹如玫瑰疹、斑丘疹、黏膜损害，虫蚀样脱发，全身不适，淋巴结肿大；③实验室检查：在黏膜损害处取材，暗视野显微镜下找到梅毒螺旋体；梅毒血清试验阳性；PCR 检测梅毒螺旋体DNA阳性。

三期梅毒的诊断依据：①有不洁性交、早期梅毒史；②典型症状如结节性梅毒疹、树胶肿、主动脉炎、动脉瓣闭锁不全、主动脉瘤、脊髓痨、麻痹性痴呆；③实验室检查：梅毒血清学试验，非螺旋抗原血清试验约66％阳性，螺旋体抗原血清试验阳性。脑脊液检查，白细胞和蛋白量增加，性病研究实验室试验（VDRL）阳性。

（施伟民）

—— 专家简介 ——

施伟民

施伟民，主任医师、教授、博士生导师。上海市第一人民医院皮肤科主任。上海市医学会皮肤科专科分会主任委员、上海市医师协会皮肤科医师分会副会长、上海市微生物学会医学真菌专业委员会副主任委员、上海市激光学会医学美容激光与外科工程分会副主任委员、《中华皮肤科杂志》编委、《中国皮肤性病学杂志》编委。

先后开展白癜风、红斑狼疮、尖锐湿疣和艾滋病等多项科研课题的研究，发表相关科研论文近百篇。

二十一、了解淋病，远离性病

　　人们常说的性病是由于性行为或类似性行为引起的一组疾病，淋病属于性病中的一种疾病。

　　淋病是怎么引起的，又是一种什么样的病呢？淋病是由一种叫做淋球菌(又称为淋病奈瑟球菌)的病菌感染到人类的黏膜引起的性病。多数情况下，在发生不安全的性行为后，人体由于对淋球菌没有有效的自然免疫力，淋球菌就会黏附到患者的尿道黏膜上，进一步在黏膜的细胞内繁殖，破坏局部的黏膜组织，引发局部的炎症和黏膜的水肿，患者在感染的初期会出现尿道的刺痒、刺痛、灼热等，随着炎症的发展，患者会感到有尿急、小便次数增多的感觉，紧接着尿道口开始红肿，尿道内流出大量的脓液，脓液常会封住尿道口，形成糊口现象。从感染上病菌到尿道大量流脓，这段时间需要一周左右，有时 2～3 天就会出现流脓症状。典型的尿道疼痛和尿道流脓症状在男性较为明显，而女性感染上淋球菌后并不是这样，女性受感染的部位主要是宫颈部位，患者出现的不舒服症状较轻，甚至没有任何症状，脓液的量也很少。正是由于症状轻微，女性患者未能及时发现，无法及时到医院就诊，一方面延误了有效的治疗时机，另一方面，作为病菌携带者，极易感染性伴，导致疾病的扩散。除宫颈感染外，女性的尿道有时也会被感染，表现出轻微的尿道炎和排尿困难症状。一般地说，即使未经过治疗，患者的症状多数也在 2 周左右逐渐缓解，1 个月左右基本消退。如果患者不及时治疗，淋球菌会沿着泌尿生殖系统上行扩散到后尿道和生殖系统，在男性可能会导致并发前列腺炎、精囊炎和附睾炎等；女性可能会并发子宫内膜炎、输卵管炎以及盆腔炎等。由于炎症的反复发作，淋病还会引起尿道狭窄，女性会发生输卵管阻塞，引发不育和宫外孕等。极个别的患者淋球菌的感染还会进入到血液中，轻者引发菌血症，皮肤上出现的小脓疱与关节肿痛，严重的引发败血症和播散性淋球菌感染，危及患者生命。有时在家庭内，父母患有淋病后，还可以感染上幼女，引发幼女的外阴阴道炎。女性患者如在足月妊娠期感染上淋病，在生产时新生儿经过产道有可能感染上淋球菌，导致淋球菌性结膜炎，若不及时治疗，角膜结膜会发生溃疡穿孔，甚至失明。由于性行为的方式不同，淋病不仅仅只是感染到泌尿生殖系统，也会感染到直肠、咽部，引发直肠炎和咽炎等。

　　发生不安全性行为后，如在 2～10 天出现尿道痒痛、排尿困难和尿道有脓性分泌物时，应考虑有淋病的可能。此时，患者应及时到医院皮肤性病科就诊，在明确诊断为淋病后，在医生的指导下及时足量规范使用药物，切勿自行选用药物，因为一些原来可以使用的药物，由于长期大量的使用，病原菌已经产生了耐药性，达不到治疗的效果，由于自行缓解的假象，反而延误了治疗。在自己治疗的同时，应主动带性伴就诊，以免自身出现再感染。治疗期间，患者也要按要求到医院复诊，特别是存在炎症反复发生的患者。在患病期间，患者所使用过的生活物品，应分门别类采取煮沸消毒或消毒剂消毒。

　　总之，洁身自爱，是远离性病最好的办法。

（徐顺明）

美容相关性皮肤病

二十二、爱喝酒？爱化妆？小心蚊子送"红包"

在蚊虫猖獗的夏日，有些人被叮得浑身痛痒难耐，而有些人却能相安无事。有人称，这与每个人的血型有关，这是真的吗？

首先我们先了解一下蚊虫的基本属性吧，我们知道，蚊虫是小型的昆虫，种类很多，目前世界上有 3 000 多种，我国已发现 300 余种。其次，蚊虫有细长的喙和足，有特殊的翅脉和典型的刺吸型口器，不仅吸血刺伤皮肤，而且可传播疟疾、脑炎、登革热等传染病。蚊虫一生有卵、幼虫、蛹和成虫四个时期。对我们人类有危害的主要是雌性成虫。最后，我们对蚊虫叮咬的反应并不相同，但是和血型是没有关系的，因为蚊子并不会区分人的血型。

日前，有媒体报道称，喝过酒的人更容易招惹蚊虫叮咬。这是真的吗？嗯，是真的。我们要知道，蚊虫触须上的"化学感受器"就是找到我们的工具。这个感受器远距离可以感受二氧化碳，近距离感受酸性物质。而我们在喝酒、疲劳、运动和新陈代谢加快等情况下，呼出的二氧化碳排出量会增加，皮肤表面的乳酸值会偏高，所以就容易受到蚊虫叮咬。医学研究显示，孕妇遭蚊子叮咬的机会比其他女性高一倍。这是为什么？这个比较容易理解，因为孕妇较一般人群新陈代谢增加。

还有哪些人更易招惹蚊子叮咬？我们了解了蚊虫的化学感受器后，就可以知道哪些人更容易招惹蚊虫叮咬了：除了孕妇、运动、喝酒外，还包括体型肥胖的、新陈代谢快的婴幼儿和青少年、熬夜疲劳的人群。

有些人被蚊子咬后不挠，蚊子包反而会褪去。越挠反而越痒，这是为什么？因为蚊虫叮咬皮肤后释放唾液刺激皮肤，对于人类来说，蚊虫的唾液是异种蛋白质。人体的皮肤也是个免疫器官，皮肤可以致敏产生皮疹，所谓的"蚊子包"。瘙痒其实是人体的一种保护性措施。为什么越挠越痒呢？因为我们皮肤感觉瘙痒的是神经 C 纤维，反复的挠抓后不仅增加炎症介质的释放(比如组胺，它是一种瘙痒介质)和刺激神经 C 纤维，从而导致更多的瘙痒和搔抓，是个正反馈。

目前市面上针对蚊子包的软膏药物其实仅仅具有止痒的作用。无论涂不涂药，蚊子包都只有到了一定时间才会消。这是因为蚊虫叮咬后每个人的皮疹都不尽相同。瘙痒症状轻的、皮疹数量少的可以让它自然消退，但是如果瘙痒症状比较严重的可以外用药物，有些人蚊虫叮咬后可以伴发细菌感染，这时就要外用抗菌药物了。

现在，介绍一些日常生活中驱蚊的小方法：①首先尽量避免到蚊虫比较多的地方去，比如水塘边、草丛、树林里。②在家里可以安装纱窗，使用蚊帐，物理防蚊，平时建议穿着浅色衣物。③户外活动或外出旅游时，皮肤上可以涂一些驱蚊药水。

（宋宁静）

○ 摘编自《新民晚报》2016 年 8 月 17 日

---- 专家简介 ----

宋宁静

宋宁静，医学博士，主任医师，副教授，硕士研究生导师，上海交通大学医学院附属同仁医院皮肤科主任，上海市医学会皮肤科专科分会委员，中国整形美容协会中医美容分会常务理事，中华医学会皮肤性病学分会病理学组委员等职务。

擅长诊治慢性、疑难性皮肤病和皮肤肿瘤，对常见病如痤疮、银屑病、天疱疮、皮炎湿疹、白癜风、红斑狼疮等有独特的诊断和治疗思路。

二十三、外病须内治，青春何惧"痘"

青春痘，医学称为寻常痤疮，是一种毛囊、皮脂腺的慢性炎症疾患。好发于颜面、胸背部，可形成粉刺、丘疹、脓疱、结节、囊肿等损害。据估计 70%～80% 的青少年都患过不同程度的青春痘，"痘痘"是好发在最引人注目的面部，特别青年人正处于择业、社交、谈恋爱的黄金时间，这恼人的"痘痘"在一般社交和就业面试时也常常成为障碍，由于"容颜"问题常常影响到生活质量。

有的人只要冒出一小颗青春痘就坐立不安，有的人却长出好几颗时才会引起注意，每个人心理感受的程度都不相同。常常自行用手挤压粉刺，或采用极端"恶势力"把这些"眼中钉"彻底清除，结果却适得其反，留下的是难以祛除的瘢痕和无尽的烦恼。另外，有的人使用各种化妆品来掩饰，结果却导致更多的青春痘，或者使肌肤受到其他伤害。究竟如何正确治疗青春痘，是广大青少年朋友非常关心的问题，这还得从"痘痘"的发病原因说起。

（1）治病求本，有的放矢：青春痘病因非常复杂，主要病因是青春期雄性激素分泌增多，这种激素能刺激皮肤中的皮脂腺使其分泌增多；当这些皮脂不能完全从皮脂腺导管里排出去，而聚集在毛囊口时，与毛囊口脱落的上皮细胞混合形成黄白色的干酪样物质，栓塞住毛囊口，成为粉刺。原存在于毛囊内的痤疮棒状杆菌在厌氧条件下得以繁殖，刺激毛囊引起炎症，进一步使毛囊壁受损而破裂，引起毛囊周围炎症形成痤疮。当然还有一些其他方面因素存在，包括过食油炸、辛辣食品，大便秘结等都是重要的诱发因素。中医学认为"肺主皮毛"，皮肤疾病与肺的功能失调密切相关，青春痘当然也不例外。中医典籍《医宗金鉴》中就有对该病较为全面的论述，如"此证由肺经血热而成……日久皆成白屑，形如黍米白屑。宜内服枇杷清肺饮，外敷颠倒散，缓缓自收功也"，说明该病的内因在于肺经血热。

由此看来，青春痘虽然是表现在面部的疾患，但其病因却是体内性激素水平的失衡，仅治疗面部的"痘痘"，不过是"治标"方法，这里特别要提出的是：千万不要自行用手挤出青春痘病灶，以免引起严重的炎症反应，留下较大的瘢痕。当然对于一些轻症患者，可在医生的指导下应用外用药物，会取得一定疗效，必须掌握"治病求本"治疗原则，才能彻底解决"痘痘"的根本问题。

目前治疗青春痘的方法很多，根据病情的严重程度，分成不同的等级（一般4～5级），采用分级治疗的方案，包括维生素类、锌制剂、抗生素、维A酸类，内分泌制剂如已烯雌酚、抗雄性激素（仅用于女性）、面部药物按摩等内外兼治的方法，均能取得一定疗效。我们在长期的临床诊治中，采用中医中药治疗轻、中度痤疮患者，取得了满意的疗效，并对清肺凉血法治疗寻常痤疮进行系统的临床和实验研究：发现该法具有调节内分泌、免疫，抑菌、抗炎、抑制皮脂腺分泌的作用，通过多层次、多靶点、多环节对青春痘产生治疗作用，配合中药面膜，在千余例临床患者中，有效率达90%以上。

（2）防治结合，标本兼治：中医学"不治已病治未病"观点，在许多疾病的防治中都得到验证，青春痘也不例外。即使在"痘痘"愈后，预防其再发也必不可少。

1）饮食均衡：中医学认为，痤疮是因过食肥甘厚味，以致肺、胃湿热熏蒸而淤滞肌肤所致。因此，凡含油脂丰富的动物肥肉、油炸食品、蛋黄、芝麻、花生及各种糖等食品最好少吃。辛辣温热食物常常导致痤疮复发。这类食物如酒、咖啡、辣椒、大蒜、韭菜、狗肉等均不宜食用。饮食应多选用具有清凉祛热、生津润燥作用的食品，如猪瘦肉、兔肉、鸭肉、蘑菇、木耳、芹菜、苦瓜、黄瓜、丝瓜、冬瓜、西红柿、豆腐、莲藕、西瓜、梨、山楂、苹果等。同时饮食应定时、定量，不要贪食冷饮，保持肠胃功能的正常对预防痤疮的发生较为重要。

2）大便通畅：长期便秘对青春痘的危害甚为重要，按照中医理论"肺与大肠相表里"，大便秘结，腑气不通，肺气不降，郁而化热，上蒸面部，易引发痤疮。保持每日定时大便的习惯，无论在治疗和预防青春痘上都有极其关键的作用，已经有"痘痘"的患者更应如此，通过排毒以养颜润肤。

3）劳逸结合：充足睡眠是美容的好方法，尽量减少熬夜，避免因情绪或精神压力造成的失眠，养成规律的生活习惯。同时保持开朗愉快的心情，减少情绪激动或心理压力，以免使青春痘增加或恶化。近年来，城市中年女性的痤疮发生率在逐渐增加，一场重要考试后出现"痘痘"现象，说明精神紧张可引起内分泌的紊乱，诱发该病的发生。

4）面部清洁：青春痘患者一天用温水洗脸2～3次，来去除过多的油脂、细菌及死亡的皮肤细胞。但洗脸的时候应轻柔一些。如太勤于洗脸，尤其是用粗糙的药皂或摩擦物来洗脸，反而可能使青春痘恶化。

总之，青春痘是一种多因素复杂的疾病，明确其病因，做到局部辨证与整体辨证相结合、内治与外治相结合、中医与西医治疗相结合，标本兼治，大部分的患者都能完全治愈，并能够防止瘢痕的产生。相反，若不治疗，它可能留下永久性的瘢痕，因而影响美观。青春痘的治疗时间因青春痘的种类、严重程度，及患者的年龄不同而有所不同，由于涉及内分泌、免疫等因素，一般疗程为 2～3 个月，在治疗过程中必须做到防治结合。

因此，青春痘不是单纯的"外病"，而是由"内病"引起，防治结合，防患于未然，青春又何惧"痘"的困扰！

（李　斌）

—— 专家简介 ——

李　斌

李斌，男，医学博士，主任医师，教授，博士生导师。上海中医药大学中医皮肤科学术带头人，上海中医药大学附属岳阳中西医结合医院皮肤科主任。

主要研究方向：中医药治疗疑难皮肤病、慢性皮肤溃疡研究，擅长治疗银屑病、湿疹、痤疮、色素斑等。

二十四、告别腋臭，"腋"来香转变记

又到了春暖花开，百花齐放，放飞自己心情的季节，可是有些人却开始犯愁，因为他(她)有着难言之隐——腋臭。

腋臭又称为狐臭、臭汗症。男女均可发病，发病率为 0.6%～1%，通常在青春期发育期间出现症状，绝大部分有家族遗传史。腋臭的发病原因是腋窝的大汗腺(又叫顶泌浆腺)发育成熟后，开始分泌大量呈淡黄色显浓稠的物质，其中包括蛋白质、碳水化合物和脂类，达到一定的浓度，经皮肤表面的细菌，主要是葡萄球菌的分解，产生不饱和脂肪酸而发出臭味，从而影响日常生活和社交，有的患者甚至产生自卑心理和精神焦虑。腋臭患者该怎么治疗呢？其实要根据自身的程度和心理预期来决定。如果是气味比较轻的患者，一般做到穿宽松、透气的衣服、少吃辛辣或是刺激的食物(如辣椒、大蒜、洋葱、咖啡等)、勤洗澡、多换内衣就可以达到比较理想的效果。如果到了夏天或者是比较热的地方，可以在腋下适当用些止汗露来缓解。如果是中重度患者，那么可能需要寻求专业的医院进行治疗，目前治疗方式多种多样，主要分非手术治疗和手术治疗两种。

(1) 非手术治疗：包括以下三种。

1) A 型肉毒素腋下局部注射：其作用机制是与胆碱能神经末梢产生作用，抑制乙酰胆碱释放，减少汗液的分泌，该方法尤其适用于青少年患者，因为大汗腺没有完全发育，采用其他方式治疗容易复发，其缺点是维持时间为 4～6 个月，超过这个时间需要重复注射。

2) 黄金射频微针：射频也称为射频电流，是一种高频交流变化的电磁波，其机制是通过特殊工艺将射频所产生的热量集中于微针上，通过微针作用于皮下大汗腺周围，高温热解大汗腺，从而达到治疗目的，其操作简便，创伤小，恢复快。

3) 微波热能除汗系统：其作用是将微波产生的能量集中传递至真皮和脂肪界面，而表皮被特殊工艺的陶瓷片及循环系统冷却，从而选择性热解汗腺，达到治疗效果。其他还有激光、电离子等治疗方法，机制基本是电热损伤汗腺。

(2) 手术治疗：腋臭方法多种多样，术式也在不断推陈出新，由最初的腋下皮肤切除术后直接缝合，到现如今小切口微创手术。其发展趋势是创伤小、瘢痕小、恢复快、复发率低。现今大部分医院采用的方式是小切口微创术，该方法是在腋窝中心平行于腋皱襞做一个 2～3 厘米切口，分离皮肤和皮下脂肪，翻转皮肤暴露大汗腺，直视下剪除，该方法较传统的术式创伤和瘢痕小，患者恢复较快。另外还有汗腺搔刮、吸脂等方法，相对复发率较高。

总之，腋臭患者不用过于担忧，不同年龄、不同程度可以选用不同的方法来解决。随着生活节奏的加快，人们越来越倾向于微创甚至无创的治疗方式，相信未来的科技能满足大家的需求。

（吴文育）

—— 专家简介 ——

吴文育

吴文育，医学博士，主任医师。现任复旦大学附属华山医院皮肤科副主任、植发中心和美容注射中心主任。

担任中国整形美容协会理事、中华医学会医学美学与美容学分会常委、中国医师协会皮肤科医师分会皮肤外科亚专业委员会副主任委员等。

二十五、美丽人生从"头"开始

当今社会节奏急剧加快，人们承受着工作和生活上的双重压力。除了遗传因素，还有环境污染、饮食结构和生活习惯改变等诸多原因，饱受脱发困扰的人群数量呈现上升趋势和年轻化趋势。随着人们越发重视自身形象，尤其对处于婚恋、求职期的青年人来说，越来越多的人渴望通过就医来改变脱发现状。过去，人们不知道除了吃药、涂药外，还有植发这样的医疗技术，伴随着植发技术的日益成熟，越来越多的人愿意接受这种颇为先进的治疗方法。

（1）毛发移植的不是头发而是毛囊："每个人约有 10 万根头发，但是能用来做植发的并不多，有 6 000～8 000 根。由于枕部的毛囊雄激素受体水平很低，所以一般不受雄激素水平的影响，只有这部分的头发才能作为植发的供区。毛发移植是通过器械将枕部头发毛囊周围部分组织一并完整切取，脱离头皮原位，经过一定的准备，在需要头发生长的部位创造接受该头发的条件，然后进行移植。所以说，植发其实是移植毛囊，毛囊存活后就会自己生长，这部分的头发就不会再脱落。"植发的基本理念是："脱发的治疗是综合性的，并不是一种方法就能完全解决。对于轻度的患者来说，口服药、外用药可以控制脱发的进程。而对于中、重度的脱发人群来说，或是那些想改变某些特定部位的人来说，口服药等治疗手段不能足以达到理想的效果，这个时候植发是一个不错的选择。"华山医院是国内首家与美国毛发研究中心合作的医疗机构，在强强联手的基础上，华山医院成立了植发中心，为许多慕名而来的患者解除脱发的烦恼。

（2）植发是医疗技术与审美艺术的结合：经过多年的改良，如今的植发手术对患者来说非常轻松。只需要局部麻醉，手术过程中始终处于清醒状态，患者可以看本书、看个影片或者玩电脑来打发时间，一天内就可以离开，不需要住院。毛发移植不仅仅是一门医疗技术，更是一种审美艺术。在华山医院皮肤科植发，首先，医生会根据患者的性别、年龄、脸型和期望值做出个性化设计，以使得新生长出来的头发能够更加适合患者。其次，为患者设计美观的发际线，使其彰显自然风范。再次，全程运用显微镜进行分离种植，尽最大限度保护毛囊，以取得最大的存活率。最后进行系统的术后护理和随访，保障毛囊在植入 1～3 个月后的生长，术后半年左右就能看到明显的改观。

（吴文育）

○ 摘编自《新民晚报》2014 年 4 月 9 日

二十六、脂溢性脱发的防治有诀窍

近日，一则消息令人唏嘘：一位才 26 岁的男硕士，为了换个好形象，找个好工作，下决心治脱发，四个多月内服下 2.95 千克何首乌，终因药物性肝衰竭不幸死亡。近年来，罹患脂溢性脱发的中青年人无疑并不少见，许多患者深受头发稀疏脱落的困扰。

年轻患者脱发与头皮的皮脂溢出有关。因为青春发育期后，激素水平增高，促使皮脂腺体分泌旺盛，导致头皮的皮脂增多，有利于糠秕孢子菌等微生物的繁殖，从而造成头皮屑增多甚至瘙痒。同时，由于头皮皮脂增多或排泄不畅，影响毛囊的正常代谢发育，使头发的生长期缩短，导致脱发。中医认为脾主"运化水谷，化生气血"。现在很多人喜好重口味，而辛辣刺激、高蛋白的饮食可造成脾运化功能的失调，导致湿热内生，造成头皮油腻增多、瘙痒脱屑等。再加之学习、工作压力大，经常熬夜，容易导致心火内盛或虚火上炎，无以滋养头发。

至于老年脱发患者的病因，首先是由于老年人多伴血管硬化、头皮血液循环较差，以致头发失于濡养，也就是中医所说的"年老气血亏虚、肝肾不足"。其次是因为老年人抵抗力下降，易受外界微生物侵袭。而其他如染发也是造成头皮与发质损伤并诱发过敏的因素。过敏后，头皮容易瘙痒甚至诱发湿疹，此类患者即使治愈，也可以出现头皮干燥、脱屑、瘙痒诸症迁延反复。

脱发病因众多，错综复杂。中医学早已有"血气虚则肾气弱，肾气弱则骨髓枯竭，故发白而脱落"之理，也有湿热侵袭肌肤、营卫失调、脉络瘀阻、精血化生不利，从而影响毛发生长。由于脂溢性脱发呈渐进性发展，可伴有发质油腻、小便色深、大便秘结、舌红、苔黄诸症，实为湿热内蕴所致，治疗应以清热利湿为先，若不辨虚实，一概采用补肾论治法，则难以奏效，甚至适得其反，加重病情。治疗脱发的关键在于辨证分型，应该遵循"虚则益之，盛者损之"的原则，可分别采用益气补血、活血祛瘀、补益心脾、滋养肝肾、清热利湿、祛风润燥等方法。

针对不同的脱发证型，宜分别选用不同方药，如既可采用归脾丸、补中益气丸、首乌片、六味地黄丸、逍遥丸、十全大补膏等治斑秃、全秃或年老体亏、妇女产后脱发；也可采用清解片、二妙丸、三黄片等清利湿热之剂治疗脂溢性脱发。除此之外，对脱发患者而言，日常调摄防护更有助于病情稳定，也可减少复发。

（1）顺应时令，科学洗梳：根据不同季节特点洗发护发十分重要。如夏秋季出汗和皮脂分泌较多，头发易脏，洗发周期可缩短，一周2～3次；冬春季节则洗发周期可适当延长，每周1～2次。各人的头发性质不同，洗发频率各异。洗发剂也应根据发质来选择：干性发应选用温和滋养型洗发品，油性发应用去污力较强的洗发品，而洗净头发后应该适量使用护发素以利于头发养护。

（2）美发护发，头部按摩：过勤的烫发、染发和吹风等均会使头发的角质细胞受损，使发丝干枯失去正常的弹性和光泽，甚至折断分叉，所以洗发后或每天使用适量发乳，也要及时补充头发营养与水分。最好按摩头部5～10分钟，坚持每天梳理头发，促进头部血液循环而促进头发生长。

（3）生活规律，乐观开朗：应该克服或纠正精神紧张、压力过大和焦虑等不良状况，保证充足的睡眠。

（4）饮食忌口，合理调养：尽量少吃甜食、饮料、油炸食品、巧克力、咖啡、奶油等富含脂肪之品，可减少皮脂过多分泌，提高疗效。为促进头发生长，建议脱发患者平时可常食莲子、银耳、百合、荸荠、芝麻、梨、鸭、鹅、鲤鱼、松子仁等有益头发生长的食品。

（李咏梅）

○ 摘编自《上海大众卫生报》2016 年 2 月 2 日

── 专家简介 ──

李咏梅

李咏梅，上海中医药大学附属龙华医院皮肤科主任，主任医师，硕士生导师。任上海中医药学会皮肤科分会副主任委员，为沪上海派"顾氏外科"第五代传人，师从上海市名中医马绍尧教授。主持及参与多项市局级课题，主编及参编皮肤防治专著10部。迄今已使用自拟方治疗黄褐斑和辨证治疗银屑病等数百例。

擅长运用中西医结合方法系统治疗顽固难愈性皮肤病。

二十七、注射美容

　　近年来，注射美容在市场上越来越火。大家之所以那么喜欢注射美容，一是因为它是一种微创美容，治疗时间短恢复快，痛苦小，国外称之为"午休美容"；二是注射美容效果自然，神不知鬼不觉，大家只觉得你变美了，却又不一定看得出来是哪里变了。所谓注射美容，是指注射物质于人体局部，以达到修正皮肤缺陷的美容方法。注射美容不用开刀，利用注射的方法将生物材料或人工合成生物兼容性材料注射入真皮层或皮下就可以达到减少皮肤皱褶或塑形的目的。

　　注射的材料大家知道的最多也是应用最多的主要有玻尿酸（也叫透明质酸）和肉毒毒素，另外还有胶原蛋白、羟基磷灰石和聚甲基丙烯酸甲酯微球等。玻尿酸是人体真皮组织的成分之一，适合注射的人群范围非常广。首先，随着年龄增大出现的皱纹和松弛老化，抽烟、睡觉时挤压、重力的牵引，都会造成皮肤透明质酸的流失，进而逐渐使真皮的胶原蛋白和弹性纤维减少引起皮肤松弛造成面部的皱纹；老化会造成皮下组织的分布改变，颞部脸颊眼眶和嘴唇周围会凹陷，下巴两侧和鼻唇沟纹两侧眼袋部位则会显得多余而下垂；脸部上 1/3 的皱纹常源于肌肉的运动（动态纹）但长时间下来会造成很深的静态凹痕。上述这些情况都可以通过注射玻尿酸来美容。其次，年轻人可因人而异调整先天的脸型轮廓。玻尿酸通过针孔注入到需要改善的部位，可直接增加皮下组织容积，起到隆起的效果，更能刺激骨胶原增生及锁紧肌肤中的水分，达到塑形的功效，如使法令纹变浅、丰苹果肌、丰面颊、隆鼻、隆下巴、隆额头、隆太阳穴等。

　　玻尿酸注射的特点有八点。①立即见效：经过医生的注射和治疗后，马上就可以看到明显的效果。②效果自然：玻尿酸注射后面部无明显痕迹，效果自然，美得不留破绽。③安全有保障，不良反应少：玻尿酸原本就是人体真皮组织之一，一定时间后会被人体分解，不会有长期不良反应。④不需恢复期：不影响工作和生活。⑤作用全面：玻尿酸可以除皱、保湿、塑形。⑥18 岁以上任何年龄都可进行。⑦手术时间短，无创，疼痛轻微。⑧如果注射过量或不喜欢或有任何不良反应出现都可以注射玻尿酸酶进行降解。

　　肉毒毒素的作用主要是两大类：一是改善面部活动性皱纹如眉间纹、鱼尾纹、额纹、鼻梁横纹等，二是缩小咬肌达到瘦脸的效果。肉毒毒素是由于阻断神经和肌肉之间的信息传导，减少肌肉活动从而改善动态皱纹的，它的作用维持时间为3～6个月。肉毒毒素注射除皱具有损伤小、见效快、操作方便、不影响工作等特点，被越来越多的爱美人士接受。肉毒毒素的不良反应，偶尔会产生头痛、过敏、复视、表情不自然等，如果注射过量或注射方法不正确，还可能导致面部僵硬、眼睑无法闭合等更严重的不良反应。以下这些人不能使用肉毒毒素注射除皱美容：①孕妇、哺乳期妇女。②重症肌无力症、多发性硬化症患者。③上睑下垂患者。④身体非常瘦弱，有心、肝、肾等内脏疾病的人。⑤过敏体质者。

另外，注射美容还包括通过注射改善肤质的其他一些项目如水光注射。

注射美容这么火，几乎每个爱美人士都可能用到，但是我们必须注意，一定要选择正规有资质的医疗机构，由有经验的医师进行注射，这样才能在最大程度保证安全的前提下，使我们青春永驻，越来越美！

（陈向东）

—— 专家简介 ——

陈向东

陈向东，医学硕士，副主任医师，硕士生导师，上海交通大学医学院附属第九人民医院皮肤科副主任，上海市医学会医学美学与美容专科分会委员。

主要从事皮肤激光美容方面的临床及科研工作。

二十八、冬春女性护肤润字当先

现在正值冬春交替之际，天气寒冷干燥，面部、手部会出现干燥起皱，甚至粗糙、皲裂和瘙痒，这也让皱纹更加明显。在这个季节，女性朋友应该如何保护皮肤，怎么选择护肤品呢？

（1）护肤品主要作用在角质层：皮肤最外层为角质层，这一层还有皮脂腺分泌的油脂，加上汗液和自身失水形成的乳化薄膜，以油脂为主，起到防止水分丢失的作用。由于有了角质层，平时所使用的护肤品，大多停留在这层表面。正常的角质层含水量为 10％～15％。如果含水量低于 10％，角质层的新陈代谢受到影响，皮肤会干燥、脱屑、起皱。

（2）选护肤品要知道三个不同：皮肤功能在不同季节和外界环境下，会发生变化。冬季人体新陈代谢变慢，皮脂腺、汗腺分泌减少，而且寒冷气候使得皮肤表面的毛细血管收缩，来自深层的水分供给也有所减少，因此冬天更要注重润肤。只有用好了护肤品，才能让表皮层和真皮层的细胞在稳定的环境下维持正常的新陈代谢，让皮肤看着润泽。

1）不同部位采用不同的护肤品：面部皮脂腺较其他部位丰富，但是皮肤厚度较薄、容易失水，因此洗脸后，一定要及时涂抹护肤品。可以先用保湿水，再涂保湿霜或保湿乳。除了面部护理外，也别忽视了保持颈部皮肤水分。肘部、膝盖、足跟等骨性突出部位容易干燥起皮甚至皲裂，可以用杏仁油、橄榄油等植物油产品或者尿素霜按摩干燥角化的部位，起到软化皮肤、保持水分的作用。

2）不同肤质选用不同的护肤品：女性朋友首先要了解自己的皮肤属于何种性质。一般而言，油性和混合偏油性皮肤，因为皮脂腺分泌较为旺盛，不需要涂抹油脂含量高的封包型护肤品，而要注重补水，涂抹质地轻薄的乳液或啫喱水即可；干性和混合偏干性皮肤，除了补水，还得注意保护好容易干燥受损的角质层，需要涂抹能起封包保湿作用的油膏。

3）不同年龄采用不同的护肤品：年轻女孩角质层薄嫩，角质细胞少，由于皮脂分泌少，应该涂抹一些含有油脂的乳霜，或者可以直接涂抹润肤油。老年女性随着年龄增长，皮肤新陈代谢逐渐减慢，保湿能力降低，皮脂腺和汗腺萎缩、分泌减少，干燥发痒的情况越来越多，因此千万不要忽略对皮肤的护理。由于皮肤结构的变化，老年女性用的护肤品与年轻人的不同，可以选择凡士林、维生素 E 霜等，护肤重点在于增强皮肤屏障功能。

（3）选择护肤品以合适安全为本：选择护肤品，合适、安全即可。护肤品合适与否，主要依赖于使用者的舒适度体验，包括容易涂抹和渗透、有滋润感、无过度油腻感；安全性，主要指对皮肤无刺激性和不良反应，可以选择一些信得过的商家，选择一些不含防腐剂、人工色素和香料的护肤品。

（王宏伟）

○ 摘编自《健康报》2016 年 2 月 22 日

—— 专家简介 ——

王宏伟

王宏伟，复旦大学附属华东医院皮肤科主任、主任医师；复旦大学医学院教授、博士生导师；干部保健专家、享受国家特殊津贴、上海静安杰出人才、上海市卫生系统先进个人。

上海市康复医学会皮肤康复专业委员会主任委员，中华医学会皮肤性病学分会肿瘤学组委员，中华医学会激光医学分会激光美容学组委员，中国中西医结合学会皮肤性病学分会老年皮肤病学组组长。

儿｜童｜皮｜肤｜病｜

二十九、儿童血管瘤知多少

　　血管瘤是婴幼儿时期的常见病，越来越引起临床医师和家长的注意。传统的分类方法将血管瘤和血管畸形统称为"血管瘤"，并分为：鲜红斑痣、草莓状血管瘤、海绵状血管瘤及混合性血管瘤。1996 年，国际脉管病变研究会将血管肿瘤分为婴幼儿血管瘤、先天性血管瘤、kaposi 样血管内皮细胞瘤、丛状血管瘤、化脓性肉芽肿、血管外皮细胞瘤。其中婴幼儿血管瘤又分为浅表型、深部型、混合型。

　　婴儿血管瘤发病原因和机制尚不清楚。有多种细胞成分和分子可能参与婴幼儿血管瘤的发生。可能与血管内皮细胞表达的增殖抗原、血管内皮生长因子等分子诱导内皮细胞的增殖及肥大细胞的浸润有关。血管瘤可发生头、面、颈部、躯干、四肢、生殖器等。以头最常见。单发常见，偶见多发，多发血管瘤需排除内脏血管瘤。

　　血管瘤常见的并发症有出血、溃疡、瘢痕及感染。偶发肝脏的巨大及多发血管瘤可引发心衰，血管瘤若发生于多个器官，有很高的死亡率。深部巨大血管瘤、多发的小血管瘤或内脏血管瘤伴有血小板减少及凝血功能障碍称为卡萨巴赫-梅里特综合征，需及早住院治疗。眼睑部的血管瘤可形成障碍性弱视或散光。气管血管瘤可形成气管阻塞，外耳道血管瘤可短期影响听力，部分血管瘤可对骨骼造成压迫形成骨畸形。

　　不同血管瘤治疗方法不同，需结合病史、临床表现及 B 超等来判断是否为高风险的血管瘤，从而决定治疗方案。生后三个月是治疗血管瘤的黄金期，如需治疗，越早越好，如不需治疗，也应遵从医嘱，定期复诊。

　　上海市儿童医院血管瘤专科根据血管瘤风险级别，对患儿进行个体化治疗。低风险血管瘤如生长不快，可以在皮肤科专科医师指导下随访观察，如有明显增大则积极治疗。中高风险血管瘤如生长迅速，应积极治疗，切忌盲目等待。治疗方法：①局部外用药物治疗：常用多磺酸黏多糖、普萘洛尔、噻吗洛尔、卡替洛尔等,对于表浅血管瘤有疗效。②脉冲染料激光：目前我科采用的"Cynergy 双波长脉冲激光治疗仪"治疗较浅、范围小、生长相对缓慢血管瘤，效果佳。③口服药物治疗：常用普萘洛尔、激素等，适合较深、面积较大、生长较快及特殊部位的血管瘤。④手术治疗：适合面积较大，其他方法治疗效果不佳且没有自然消退的血管瘤。⑤同位素、冷冻、局部注射等治疗方法，目前已不常用。

（钱秋芳）

—— 专家简介 ——

钱秋芳

钱秋芳，上海市儿童医院皮肤科主任、副主任医师。中华医学会皮肤性病学分会儿童学组委员、中国医师协会皮肤科医师分会儿童皮肤病专业委员会委员、上海市医学会皮肤科专科分会委员等。

从医20余年，擅长各种儿童皮肤病和性病防治。

三十、宝宝湿疹　应对有方

大多数宝宝都要过"湿疹关"，不少宝宝满月时就开始发湿疹。由于湿疹瘙痒，容易复发，令宝宝难受、家长担忧。正确认识和对待湿疹，可以更好地帮助家长应对恼人的宝宝湿疹。

(1) 什么是宝宝湿疹：湿疹是由内外多种因素引起的一种具有明显渗出倾向的皮肤炎症反应，属于慢性过敏性皮肤病。湿疹全年均可发作，大多数患湿疹的宝宝在秋冬季湿疹会加重，也有一小部分宝宝会在春夏季加重。轻者仅表现为皮肤干燥脱屑、面部红色斑丘疹，重者可表现为全身大面积红斑、丘疹、针尖大密集水疱、渗出、脓疱、结痂等。湿疹往往容易发生在四肢，而较大的宝宝好发于眼睑、颈部、耳根、肘窝、腘窝等部位。

特别提醒

在短期内大量发新疹，或者在原有湿疹基础上渗出糜烂时，建议及时带宝宝看皮肤科，以控制皮疹蔓延。

(2) 湿疹有 4 个特点。

1) 随着宝宝年龄的增长，发湿疹的情况会好转：湿疹易复发，好转的年龄因人而异，医生很难推测。随着年龄的增长，湿疹好转的比例逐步上升。据统计，目前患湿疹的宝宝到学龄期好转率达 70%，而到了青春期好转率达 80% 左右，只有少数宝宝的湿疹会延续到成年。

2) 湿疹不会传染，但容易继发感染，即在湿疹的基础上又有细菌感染，需外用或口服抗生素治疗。

3) 湿疹虽然易复发，且会蔓延开来，但治愈后是不会留下瘢痕的。但要注意防止宝宝去抓挠，以免细菌感染。

4) 湿疹很少有并发症，除非患者原有免疫缺陷或者免疫异常。

(3) 湿疹是怎么引起的：引起湿疹的病因非常复杂，至今仍未完全明确。研究显示：湿疹的发病是环境因素作用于遗传易感的个体，造成免疫调节失常所致。病因包括以下几个方面。

1）遗传易感性：不少患湿疹的宝宝有湿疹、过敏性哮喘、过敏性鼻炎的家族史。若父母一方有过敏性疾病，那么宝宝湿疹的患病风险就高达50％；若父母双方都有过敏性疾病，则风险更高，可达70％。

2）食物：在中重度的儿童湿疹中，接近40％与食物过敏相关。容易引起过敏的食物有花生、鸡蛋、牛奶、小麦、大豆等。易致敏的食物因国家、地区和食物谱等的差异而不尽相同。如我国儿童常见的食物过敏原是鸡蛋和牛奶，而非花生。

3）环境过敏原：尘螨、动物皮屑、霉菌孢子等可引发或加重湿疹。

4）感染：金黄色葡萄球菌在湿疹患者的皮肤上容易定植，进一步加重皮肤炎症反应。

5）皮肤屏障功能障碍：丝聚蛋白基因突变与湿疹发病相关，湿疹患者正常皮肤脂质成分含量减少，使得皮肤的屏障功能下降，导致皮肤的保水功能降低，所以皮肤干燥是湿疹的重要症状。

6）免疫反应：湿疹的免疫学机制非常复杂，有很多免疫细胞及其产生的炎症因子参与。

7）其他：大多数湿疹患者在夏季改善，冬季加重；温度、湿度的剧烈变化也可加重湿疹；运动出汗也是湿疹的诱发因素。

（4）护理湿疹宝宝的6个关键点如下。

1）忌抓挠：由于瘙痒，宝宝会难受地经常用手去抓挠，从而使湿疹加重。妈妈需特别注意，首先不能让宝宝用手抓患处。指甲抓伤的地方容易侵入细菌，引起化脓。妈妈需帮宝宝剪短指甲，避免抓伤皮肤。同时为了分散宝宝对瘙痒的感觉，可以抱着在室内外转一转，看看有趣的事物，让宝宝高兴起来。

2）喂养：①纯母乳喂养：患湿疹的宝宝建议母乳喂养坚持到宝宝4～6个月，目前没有科学证据证实妈妈回避饮食可以改善宝宝湿疹，但若妈妈在进食某种食物后宝宝湿疹确实加重，又没有其他明显促发因素，要注意观察，回避食物需谨慎。②混合喂养：如果母乳不足，混合喂养需要添加配方奶粉，要根据湿疹的严重程度选择：中重度以上湿疹宝宝建议喂养时添加深度水解配方奶粉或氨基酸配方奶粉。可以尝试先用氨基酸配方奶粉2～4周，若湿疹明显改善说明宝宝湿疹与牛奶过敏有一定关联。③辅食添加：患湿疹的宝宝也要像其他正常宝宝一样在4～6个月时添加辅食，只是注意逐个添加，逐步加量，严密观察这种食物是否对湿疹有影响。如果这种食物会使湿疹加重，瘙痒加重，建议暂时回避这种食物。但不要轻易停止食用日常食物，以免造成宝宝营养不均衡。

特别提醒

患口周湿疹的宝宝要避免食物残渣残留,喂食结束尽快清洗干净后涂抹润肤剂。患手部湿疹的宝宝避免手抓食物或接触刺激性物品。

3)洗护:湿疹发作期间需避免带宝宝游泳和泡澡,但还是建议每天给宝宝洗澡,洗澡时水温不要过热(低于 40℃),洗澡时间不宜过长(少于 10 分钟),否则会加重皮肤干燥引起皮肤瘙痒。患手部湿疹的宝宝洗澡时尽量少用肥皂。沐浴后建议患处外用药膏,非患处要涂抹润肤剂。选择护肤品时只选最适合宝宝的,家长要通过不断尝试找到最适合宝宝的润肤剂。

特别提醒

如果一款润肤剂能迅速消退湿疹,即使没有标注有效成分,也要高度怀疑里面含有激素,切忌长期使用,以免造成不可挽回的皮肤伤害。

4)衣着:湿疹宝宝要穿宽松全棉的衣服,避免羊毛和化纤衣物,即使是照顾宝宝的家长也要穿全棉衣服,以免在抱宝宝及护理宝宝时羊毛或化纤接触到宝宝。床单、被套和宝宝戴的帽子也要用全棉的。被套碰到宝宝脸部的地方可以包上棉布,此棉布需经常更换,每次取下时可先用开水烫一下,注意清洗时需与宝宝的衣物分开洗,清洗后放在阳光下晾晒消毒。冬天时,给宝宝穿的衣物或盖的棉被不能过热,以免瘙痒加剧。

5)环境:室内保持空气流通,温度 18 ℃～25 ℃,湿度 50％～60％,体感比较舒服,对湿疹宝宝比较适宜。特别潮湿的季节要空调抽湿,特别干燥的时候可以用加湿器。

6)外出:即使宝宝得了湿疹,也要带宝宝外出走走。紫外线对皮肤刺激性很强,因此不要让太阳直射,在大风天气应避免外出。因为恶劣的天气、阳光直射都会加重湿疹。

特别提醒

轻度湿疹可以按时预防接种。中重度以上湿疹要在皮肤科医生专业指导下控制湿疹后才能预防接种,以免加重原有湿疹,甚至发生严重的过敏反应。为预防感染,不要带湿疹宝宝接近患水痘或有其他传染性皮肤病的孩子。

（5）湿疹易复发，可以预防：尽管湿疹反反复复，但是有效预防可以减少复发次数，减少湿疹发作的严重程度，有利于改善湿疹宝宝及其家庭的生活质量。主要预防措施如下。

1）注意皮肤清洁和滋润：做好宝宝皮肤的日常清洁，秋冬季宝宝皮肤较成人更容易干燥皲裂，家长需将每天使用润肤剂作为宝宝的日常生活习惯，这样可以预防湿疹发作，减少激素外用药。

2）回避明确的食物过敏原，曾吃某种食物后发生过敏反应，导致湿疹加重的要避免继续食用该食物。

3）尘螨是全世界最常见的环境过敏原，房间里到处都有，大量存在于床垫、地毯和灰尘里。尘螨吸入或者接触皮肤会引发或加重湿疹。减少尘螨可以这样做：经常换洗床单被套；每天吸尘打扫；尽量减少软装饰物品；经常清洗毛绒玩具；不要使用地毯。

4）其他：家长应避免在宝宝的房间吸烟，室内注意通风换气，保持适当的温度、湿度；给宝宝穿宽松全棉的衣服，避免使用羊毛和化纤衣物。新内衣穿之前先清洗晾晒，以免残留的化学物质刺激宝宝娇嫩的皮肤；在室内尽量不养宠物，动物的皮毛屑也会引发或加重湿疹。

（陈　戟）

○ 摘编自《为了孩子》2015 年 2A

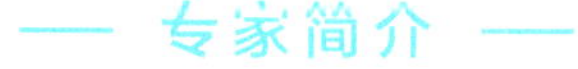

—— 专家简介 ——

陈　戟

陈戟，上海儿童医学中心皮肤科主任、主任医师。长期从事小儿皮肤病的诊断治疗和临床研究。曾赴英国伦敦 St Thomas' 医院小儿过敏科做访问学者。目前是上海市医学会皮肤科专科分会委员。

擅长儿童变态反应性皮肤病的诊断和治疗。

三十一、痒痒痒！儿童虫咬性皮炎怎么办

炎炎夏日来了，各种蚊虫也开始活跃了，弄得孩子奇痒无比，娇嫩的皮肤上留下了红红点点，变成了"赤豆粽子"。看着孩子难受得又挠又闹，家长也很揪心，怎么办呢？抓挠还可能引起虫咬性皮炎！

（1）什么是儿童虫咬性皮炎？蚊虫虽小，防其叮咬不可疏忽，一旦被咬了也不能小觑。特别是孩子的防御能力相对成人要弱，加上皮肤娇嫩，有的孩子还是过敏体质，被蚊虫叮咬后，由于蚊虫的毒素和分泌物引起过敏反应，导致局部皮肤产生过敏症状，这就是儿童虫咬性皮炎。

虫咬性皮炎是小儿常见的皮肤疾病，虽然成人被蚊虫叮咬后也有可能出现皮炎，但儿童比成人表现得更加严重。因现在常见暖冬，而且家庭常在冬季使用空调或地暖，冬季也可能出现虫咬性皮炎，但虫咬性皮炎还是有很明显的季节性，从春季天气转暖开始，直到秋天过去，冬季气温明显下降才结束。夏天是虫咬性皮炎的高发季。在华东地区，引起虫咬性皮炎最常见的昆虫有蚊子、螨虫、跳蚤、毛虫等。

（2）有哪些常见的症状？孩子被蚊虫叮咬后，常会出现肿胀的红疙瘩、红斑等，这些典型的皮疹为聚集或者分散的红色尖顶丘疹，往往如绿豆或者黄豆那么大，红色，伴随瘙痒，有的在中央尖顶处可出现水疱。被蚊虫叮咬后，孩子皮肤的损伤可局限在被叮咬处，也可以产生广泛的、持续的皮疹（临床上诊断为丘疹性荨麻疹）。

根据不同的昆虫叮咬，皮炎的好发部位也不尽相同。当孩子说痒时，家长需仔细查看发生的部位，可据下表所述，初步判断是被什么昆虫叮咬的，以便采取相应的防护措施。

引起皮炎的常见昆虫	被叮咬后，皮炎的好发部位
蚊子	通常发生在身体暴露的部位，也就是衣服没有遮盖的地方
螨虫	常发生在身体非暴露的部位，特别是身体接触席子的部位，比如背部、两上臂伸侧（手背面的手臂）等

引起皮炎的常见昆虫	被叮咬后，皮炎的好发部位
猫、狗等宠物身上寄生的昆虫	常发生在人体拥抱或者接触宠物的部位
跳蚤	通常分布在人体下肢的下端
毛毛虫（蝴蝶或蛾的幼虫）	被毛虫叮咬，也可能由毛虫的毛或者鳞片引起的毛虫皮炎，往往发生在身体一侧部位，如单侧的面部、颈部、躯干和上臂等

（3）被蚊虫叮咬后，怎样做好皮肤护理？如果孩子被蚊虫叮咬了，家长不必过于惊慌，及时采取相应的护理方法，可以帮助孩子缓解瘙痒感，消除红肿，防止出现大疱、化脓等症状。

1）用碱性肥皂水清洗叮咬部位，冲洗干净，可以消肿止痒。

2）虫咬性皮炎属于过敏反应，无传染性。但被虫咬后，瘙痒难忍，家长需注意不要让孩子用手去抓，以免加重过敏反应，甚至因挠破皮肤引起局部感染，加重炎症。

3）正常的皮肤清洗是必要的。特别是夏季，如果孩子外出被蚊虫叮咬，回家后用沐浴露或者香皂给孩子洗澡。保持皮肤清洁，既可以避免细菌滋生，也可以减轻身上吸引蚊虫的汗味。

4）家长可以给孩子在叮咬部位擦止痒药，例如炉甘石洗剂，如果有水疱或者破损，可以外用百多邦软膏预防感染。以上药物最好在医生指导下使用。

5）如果被蚊虫叮咬后，皮疹数量虽少，但反应剧烈，造成明显的周围组织红肿，建议带孩子看医生；如果皮疹泛发，瘙痒严重，也建议看医生；如果有明显的水疱，并伴有发热，应警惕是否得了水痘，一定要去看医生。

（4）如何预防虫咬性皮炎？虫咬性皮炎的严重程度和个体的敏感程度、接触的昆虫种类和数量等有很大关系，所以要因人、因环境的不同做好防范工作。

1）如果防蚊子叮咬，建议在室内安装纱窗、纱门和蚊帐，这对儿童最安全、有效。外出活动时，尽量避免去草丛附近、树林（树底下）、潮湿的地方（如湿地、河边等）玩耍，若要去，可以事先涂抹驱蚊用品或穿长衣长裤减少裸露部位。杀灭蚊虫这类飞虫，最好使用电蚊拍，尽量不要直接用手拍，这样可以避免拍死的蚊虫及其毒液直接接触皮肤。值得注意的是，家长在挑选驱蚊产品时要选适合儿童的、安全有保障的，使用前最好先在手腕内侧皮肤局部试用三天，以防发生过敏反应。

2）如果是席螨引起的，不要给孩子睡凉席，或在使用前垫上毛巾后反复熨烫凉席，或用开水对凉席进行烫洗，再放到太阳底下晾晒，尽可能消灭隐藏在凉席缝隙里的虫螨及虫卵。推而广之，对孩子的毛绒玩具等容易滋生螨虫的物品也要定期进行清洗晾晒。室内经常拖地(不要用地毯)、对家具进行擦拭，也可以减少螨虫的滋生。对一些平时不易打扫到的角落进行一次彻底的清扫或灭蚊，减少蚊虫的藏身之所。

3）如果是猫、狗等宠物身上寄生的跳蚤和螨虫引起，那就要为宠物驱虫、洗澡，或者远离宠物。

4）如果是毛虫引起，例如桑树、枫杨等树的叶子上毛毛虫、刺毛虫比较多，那么少带孩子去大树底下乘凉或玩耍，也避免采摘或捡拾一些植物的叶子，以免叶上的虫子或虫卵接触皮肤引起过敏。

（陈　戟）

○ 摘编自《为了孩子》2015 年 7B

CHAPTER TWO

2

问 名 医

感|染|性|皮|肤|病

1. 单纯疱疹是什么病

单纯疱疹是由人类单纯疱疹病毒（HSV）感染所致，该病毒可分为 HSV-Ⅰ型、HSV-Ⅱ型。HSV-Ⅰ型主要引起生殖器以外的皮肤黏膜，HSV-Ⅱ型主要引起生殖器部位或新生儿感染。单纯疱疹病毒可以直接接触传染或间接传播。直接接触传染是病毒的主要传染方式，病毒经鼻、咽、结膜及生殖器等黏膜或皮肤破损处直接感染人体；间接传播通过被患者污染的物品和用具传染。

首次接触 HSV 发生感染者为原发感染，可表现为疱疹性齿龈口腔炎、疱疹性角膜结膜炎、疱疹性瘭疽、疱疹性湿疹、疱疹性咽炎、播散性单纯疱疹、新生儿疱疹等。原发感染消退后，在诱发因素刺激下，单纯疱疹可复发。复发性单纯疱疹好发于皮肤黏膜交界处，往往在同一区域反复发生，以口唇、鼻周及生殖器部位常见。水疱出现前先有潮红、灼热、瘙痒，后出现密集成群针头大小水疱，易形成糜烂及结痂，逐渐干燥结痂，病程 7～10 天。复发性单纯疱疹除了口唇、颜面疱疹外，少部分还可表现为疱疹性须疮、HSV-Ⅱ型感染症、贝尔（Bell）麻痹、复发性淋巴细胞性脑膜炎等。

单纯疱疹皮肤损害的治疗应以收敛、防治感染为主，可外用氧化锌软膏、阿昔洛韦乳膏、喷昔洛韦乳膏等；继发细菌感染时，可外用新霉素霜、莫匹罗星软膏等。原发性齿龈口腔炎应保持口腔清洁，可用中药金银花、连翘煎水含漱，或使用 1∶1 000 苯扎溴铵溶液含漱。对疱疹性角膜炎可用阿昔洛韦滴眼液滴眼。系统治疗可口服抗病毒药物如阿昔洛韦、泛昔洛韦、伐昔洛韦等。

（钱秋芳）

2. 妊娠期发水痘会影响胎儿吗

水痘由水痘-带状疱疹病毒引起，通过患者鼻咽部分泌物飞沫传染，传染性很强，从发病前 1 天到水疱干燥结痂期间均有传染性。潜伏期一般 14～17 天，可有发热、乏力、全身倦怠等前驱症状，1～2 天后出现皮肤损害。初发皮损主要发生于躯干,逐渐蔓延至头面部及四肢,呈向心性分布。为红色小丘疹,后变成绿豆大小周围绕以红晕的发亮水疱,数日后干燥结痂,病程约 2 周。皮疹分批出现,病程中常见各期皮疹同时存在。部分不典型水痘可表现为大疱型、出血型、坏疽型等。接种过水痘疫苗的儿童也可偶发水痘,但皮疹少且不典型。水痘并发症不多见,主要是皮肤黏膜的继发感染,偶可发生一些严重的并发症,如水痘性肺炎、水痘性脑炎、急性脑病及内脏脂肪变性、血小板减少性紫癜等。

孕妇在妊娠前 20 周内发生水痘,胎儿受损的概率为 2%,可出现低体重儿、四肢发育不良、局部肌肉萎缩、皮肤瘢痕、脑炎、大脑皮质萎缩、脉络膜视网膜炎和小头畸形等,这种症候群称为"先天性水痘综合征"。产妇生产前 4 天到产后 2 天发生水痘,新生儿有发生重症水痘的风险,需要及时治疗。

水痘以对症治疗为主,加强护理,隔离至全部皮疹干燥结痂为止。局部治疗主要以止痒及预防继发感染为主,可外用乳酸依沙吖啶溶液以及炉甘石洗剂。出现脓疱者选用百多邦、金霉素软膏等。亦可选用阿昔洛韦乳膏、喷昔洛韦乳膏等抗病毒制剂。系统治疗可口服阿昔洛韦、泛昔洛韦、伐昔洛韦等抗病毒药物,或使用清热解毒的中药制剂。皮损瘙痒显著者予抗组胺药物口服。水痘性角膜炎可予 0.1% 阿昔洛韦滴眼液滴眼。对于妊娠生产前 4 天或生产后 48 小时内发生水痘的产妇,必须予水痘-带状疱疹免疫球蛋白及阿昔洛韦治疗。

水痘灭毒疫苗接种能预防水痘发生,亦可缓解症状,但不能预防带状疱疹的发生。一般分 2 次进行,每次间隔 3 月。约 90% 易感儿童接触水痘患者后,应留查 3 周。对体弱者及新生儿,可在接触后 10 天内注射带状疱疹特异性免疫球蛋白,以减轻水痘的严重程度。在免疫功能不全或者免疫抑制患者,接触水痘 9 天内予以阿昔洛韦治疗 1 周,可减轻疾病的严重程度,减少带状疱疹发生的机会。

(钱秋芳)

3.　为什么带状疱疹会留下神经痛后遗症

带状疱疹由水痘-带状疱疹病毒引起。初次感染此病毒后,临床表现为水痘或呈隐匿性感染,此后病毒进入皮肤的感觉神经末梢,并沿着脊髓后根或三叉神经节的神经纤维向中心移动,持久潜伏于脊髓后根神经节的神经元中。在各种诱发因素刺激下,潜伏的病毒被激活,沿感觉神经轴索下行,使受侵犯的神经发炎、坏死,并产生神经痛。同时,病毒可沿着周围神经纤维而移动到皮肤,在皮肤上产生带状疱疹所特有的节段性分布的水疱。

带状疱疹患者可有轻度发热，疲倦无力，全身不适及患处皮肤灼热感或神经痛等前驱症状。经 1～3 天后，在某一周围神经节分布区域发生不规则红斑，后出现多数或群集的小丘疱疹、丘疹，迅速变为水疱。皮损常排列呈带状，数日后水疱内可浑浊化脓、糜烂，最后干燥结痂。三叉神经眼支受累时可合并角膜炎、结膜炎等。老年人或营养不良的患者，病程较长，皮损严重，可出现血疱、大疱甚至坏死，并可泛发。特殊类型的带状疱疹包括大疱性带状疱疹、出血性带状疱疹、坏疽性带状疱疹、泛发性带状疱疹等。膝状神经节受累时可引起面瘫、耳痛及外耳道疱疹三联征。不完全型或顿挫型带状疱疹可仅出现红斑、丘疹而不发生水疱，或只发生神经痛而不出现任何皮损。

带状疱疹愈后 1 月仍有神经痛或复发性疼痛一般被定义为后遗神经痛。因病毒生长繁殖、使受到侵犯的神经节发生炎症及坏死，导致神经痛。后遗神经痛可表现为持续性灼痛伴感觉过敏，或阵发性刺痛，疼痛程度不一，90％患者局部皮肤正常刺激即可诱发疼痛是带状疱疹后遗神经痛的特点。

年龄大于 50 岁，合并免疫性疾病、糖尿病、长期服用激素的患者发生后遗神经痛的风险较高。一般发病期疼痛程度高、皮肤损伤严重者，或未尽早治疗者，后遗神经痛发生率较高。妊娠期带状疱疹对胎儿的影响较小，发生先天性缺陷的报告罕见，新生儿带状疱疹都发生在妊娠期母体感染水痘者。由于目前水痘疫苗的普及，儿童期带状疱疹患者大部分疼痛不明显。

带状疱疹治疗以休息、止痛、缩短病程、防治继发感染及后遗神经痛为原则。应早期足量进行抗病毒治疗。通常在发疹后 48～72 小时开始抗病毒治疗，可选择阿昔洛韦、伐昔洛韦等。酌情使用吲哚美辛、双氯芬酸、加巴喷丁等止痛药物治疗。并同时应用营养神经药物，如弥可保(甲钴胺)或 B 族维生素等。早期合理使用糖皮质激素可缓解疼痛，抑制神经炎症过程，减少神经根水肿。外用药物以干燥、预防为主。疱壁未破时可选用炉甘石洗剂、阿昔洛韦乳膏或喷昔洛韦乳膏；疱壁破溃后可使用呋喃西林溶液或莫匹罗星等外用。并发眼部损害外用阿昔洛韦眼膏或滴眼液等。早期应用糖皮质激素、早期足量应用抗病毒药、加强物理治疗及针灸疗法等均可减少后遗神经痛发生，缓解疼痛。

（钱秋芳）

4. 疣如何治疗

疣又称"瘊子"，是人乳头瘤病毒(HPV)感染引起的皮肤表面赘生物，可通过直接或间接接触传播，外伤或皮肤破损对 HPV 感染是一个重要的因素。疣的病程与机体免疫有重要的关系，疣在相对健康人群中长期不消退的机制目前尚不清楚，可能与局部或全身的免疫功能低下或产生免疫耐受有关。

破损初发多表现为针尖大的丘疹，逐渐增大，呈圆形或多角形，表面由于角化明显而粗糙，质地多坚硬，呈灰黄、污黄或污褐色，继续发展呈乳头瘤样增殖，摩擦或撞击易出血。好发于手指、手背、足缘等处，一般无自觉症状，统称为寻常疣。特殊部位如足底称为跖疣，由于压迫、摩擦，可伴有疼痛。如发生在甲缘称为甲周疣，可出现典型赘疣状损害，若向甲下蔓延，使甲掀起，破坏甲的生长，导致裂口、疼痛及继发感染。病程呈慢性，部分可自愈，自行消退前可出现突然瘙痒等先兆反应，基底部红肿，趋于不稳定状态，也可有细小的新疣发生。

疣的诊断较容易，治疗以破坏疣体、调节局部皮肤生长、刺激免疫反应为主要手段，包括全身治疗和局部治疗。常用外用药包括 5 - 氟尿嘧啶（5 - FU）、斑蝥素、0.1%～0.3%维 A 酸、3%酞丁胺软膏、0.5%鬼臼毒素、5%咪喹莫特霜，以及博来霉素或 1%西多福韦皮损内注射等，均有一定疗效。此外，冷冻治疗、电灼疗法、激光等治疗，以及光动力疗法等适用于数目少的寻常疣。即使采用深度破坏性治疗方法，仍有约 1/3 的疣可能复发，因此对疣的各种局部治疗的疗效评估应特别慎重，避免造成永久性瘢痕。对于单发的疣体也可选择外科手术切除，但术后仍易复发。全身治疗可以选择平肝活血方、治疣汤、马齿苋合剂、板蓝根注射液、柴胡注射液等中医中药，对多发性且顽固难治的疣，可配合全身或病损局部注射干扰素，但单独用干扰素疗效不确定。

（徐　楠）

5. 扁平疣为什么会越长越多

扁平疣是由人乳头瘤病毒（HPV）感染引起的常见皮肤病，多见于抵抗力较差的青少年，最好发于面部、手背等暴露部位。临床上多表现为散在分布的大小不一的扁平丘疹，可呈皮色、粉红色或者浅褐色，稍隆起于皮面，一般表面光滑，呈圆形、椭圆形或者多角形，顶部较平。由于是病毒感染性疾病，因此容易自身传播，受到搔抓等不良刺激后可沿抓痕呈条状分布，当机体抵抗力下降时也可播散至颈、胸部、手臂，甚至全身，可呈密集或集簇性分布。大部分患者没有任何自觉症状，或仅有轻度的瘙痒感。

那么得了扁平疣能治好吗？该如何治疗呢？其实扁平疣呈慢性病程，有部分患者可以自行好转，不留瘢痕。治疗方法包括局部外用药物，如维 A 酸软膏、咪喹莫特软膏等，或局部聚肌胞注射、二氧化碳激光、冷冻治疗等物理疗法对面积局限的皮损适用，光动力治疗对部分患者有效，同时还可以配合选择中医中药治疗。因为扁平疣治疗起效相对较慢，而且容易自身接触传染，因此在治疗过程中，患者要注意以下几点：首先是要注意休息，均衡饮食，保持愉悦的心情，提高人体抵抗力。其次，要注意适度的面部皮肤护理，过度的面部按摩、去角质等所谓面部美容护理，容易造成面部皮肤微小创伤，反而为扁平疣自身传染提供了条件。此外，应该在日常生活中做好面部的防晒措施。同时建议扁平疣患者应该至皮肤科就诊，皮肤科医生将为您的病情做出判断，结合病情特点，制定个性化治疗方案。

（徐　楠）

6. 传染性软疣是性病吗

传染性软疣又叫"水瘊子"，是一种常见的病毒感染性皮肤病，致病原——传染性软疣病毒属于痘病毒科中的一种脱氧核糖核酸（DNA）病毒，主要通过直接接触感染，患者往往在公共浴室或游泳池中被感染，也可自体接种。由于病毒可以通过性接触直接传播并在接触部位发生损害，国外也有视之为性病的一种。传染性软疣好发于儿童，可能是由于儿童的免疫功能相对较弱，同时接触感染原的机会较多的原因。潜伏期一般为 2～3 周，也可长达半年以上。

皮损初起为白色或淡红色半球形丘疹，逐渐生长增大，一般直径 5～10 毫米，中央微凹如脐窝，表面有蜡样光泽，挑破顶端后，可挤出白色乳酪样物质，称为"软疣小体"，这是本病的特征性损害，可作为临床的诊断依据。皮损数目多少不定，任何部位都可以发生，但最常见于颈部、躯干、下腹部及外生殖器等直接接触部位，孤立或集簇性分布，一般情况下皮损互相不融合。很多患者的皮损在发病 6～9 个月甚至更长时间后可自行消退，自愈后不留瘢痕。患者可以不伴随任何自觉症状，部分患者有轻度瘙痒感，如果由于搔抓等原因引起的继发感染，则可出现脓疱疮样损害，或自身传播导致皮损播散。

传染性软疣比较容易治疗，治疗方法首选刮除，在无菌条件下，挑破传染性软疣的顶端，可见乳酪样的软疣小体，然后用镊子轻轻挤出，或直接用镊子钳住疣体将其完整拔出，压迫止血后涂以 2%碘酊，可有效去除皮损。其他如液氮冷冻治疗、外用 5-氟尿嘧啶、3%酞丁安软膏、0.1%的维 A 酸或西多福韦软膏等均有效。如果皮损过多需接受系统抗病毒治疗,如病毒唑或聚肌胞肌内注射,或病毒灵、甲氰咪胍等口服,同时辅以免疫促进治疗等,皆可达到较快治愈的目的。

患病后衣服要煮沸消毒,同时尽量避免搔抓,以免抓破感染或自身接种传染,有效的处理对于防止复发很重要。要尽量避免到公共泳池游泳、使用公共洗浴设施、与他人合用毛巾等,杜绝不洁性交和其他性乱行为,避免感染。

(徐 楠)

7. 手足口病是如何发生的

手足口病是由肠道病毒引起的手掌、足底及口腔发生的小水疱为特征的一种病毒性传染病,主要好发于儿童。本病主要经粪-口途径传播,在幼儿园、小学等机构可造成小流行,少数免疫力低下的成人也可被感染。引起手足口病的病毒主要有肠道病毒 71 型(EV71),以及柯萨奇病毒和埃可病毒。传染性强,易引起爆发或流行,其中 EV71 感染引起重症的比例较大。

(1)临床表现:手足口病潜伏期一般 2～5 天,轻症者无发热及其他表现。大多会有轻咳、流涕、口咽痛、拒食,有的会出现恶心、呕吐。口腔黏膜散在疱疹或浅溃疡,主要在舌、牙龈、软腭、唇,有时小水疱会融合成较大疱疹。患儿口腔疼痛会表现为哭闹、拒食,口腔溃疡大约一周会自愈。手足皮疹主要发生在手心、足心,早期为红色斑疹,典型皮疹为灰白色椭圆形小水疱疹,周围有红晕;不典型皮疹为丘疱疹,臀部肛周常同时发疹,严重者全身均可见皮疹。皮疹不痒,可有轻度疼痛,皮疹 3～5 日消退,轻症者病程一周左右;重症者可为疱疹性咽峡炎,表现高热、咽痛,口腔黏膜、咽峡、软腭满布疱疹或浅溃疡。重症手足口病主要由 EV71 感染所致,幼儿多见。除有手足皮疹外,同时发热、头痛哭闹、呕吐、精神萎靡、拒食、颈项发硬,需立即医院就诊,这时可能并发了脑炎或脑膜炎,要行腰椎穿刺脑脊液检查,可有病毒性脑炎表现;如患儿有抽搐昏迷等,则是病毒侵犯了脑实质。重症者还可并发肺炎、肺水肿、心肌炎,可导致死亡。恢复期部分患儿可出现甲床分离。

(2)实验室检查:①血常规系病毒感染表现,C-反应蛋白轻度升高;②病初与恢复期特异性肠道病毒抗体滴度增高 4 倍以上;③直接取新鲜疱液电镜检查,可见病毒颗粒;④EV71-特异性 IgM 检测阳性,有助于重症手足口病诊断。

(3)治疗:①一般治疗隔离休息,保持皮肤清洁;②局部及对症治疗可外涂抗病毒药膏喷昔洛韦或阿昔洛韦,继发细菌感染者加用抗生素外用或口服;③抗病毒治疗可选用伐昔洛韦、阿昔洛韦或更昔洛韦，口服或静脉滴注；④中医治疗选用清热解毒、疏风渗湿类药物。

（张志红）

—— 专家简介 ——

张志红

张志红，上海市儿童医院皮肤科副主任医师，上海市医学会皮肤科专科分会变态反应学组成员。

从事儿科、皮肤科临床工作 20 余年，擅长治疗各种儿童皮肤病，尤其是慢性荨麻疹、特应性皮炎。

8. 脓疱疮是一种什么疾病

脓疱疮俗称"黄水疮"，是常见的细菌感染性皮肤病，病原菌主要为金黄色葡萄球菌和/或乙型溶血性链球菌。具有高度的传染性，可通过直接接触传染，也可通过患者的污染物传染，在托儿所、幼儿园易导致小流行。在我国，脓疱疮高发于 7～9 月，全年均有散发。

脓疱疮临床上有 4 种类型。

（1）寻常型脓疱疮：最常见，约占 70％，以面部等暴露部位为多。皮损初起为红色斑点或小丘疹，迅速转变成脓疱，周围有明显的红晕，疱壁薄，易破溃、糜烂，脓液干燥后形成蜜黄色厚痂，自觉瘙痒，皮损线状分布常提示与患者搔抓有关。陈旧的痂一般于 6～10 天后脱落，不留瘢痕。

（2）大疱型脓疱疮：主要由噬菌体Ⅱ组 71 型金黄色葡萄球菌所致，多见于儿童，成人也可以发生，特别是免疫缺陷者。皮损好发于躯干和四肢，初起为米粒大小水疱或脓疱，迅速变为大疱，疱液先清澈后浑浊，疱壁先紧张后松弛，直径 1 厘米左右，疱壁松弛，由于重力作用，脓汁沉积，形成特征性半月积脓现象。疱周红晕不明显，疱壁薄，易破溃形成糜烂结痂，痂皮脱落后留有暂时性色素沉着。

（3）新生儿脓疱疮：是发生于新生儿的大疱型脓疱疮，起病急，传染性强。皮损为广泛分布的多发性大脓疱，疱周有红晕，破溃后形成红色糜烂面。新生儿免疫功能尚未发育完善，感染后可伴高热等全身中毒症状，易并发肺炎、败血症、脑膜炎而危及生命。

（4）深脓疱疮：又称臁疮，主要由溶血性链球菌所致，多累及营养不良的儿童或老人，好发于小腿或臀部。皮损初起为脓疱，渐向皮肤深部发展，表面有坏死和砺壳状黑色厚痂，周围红肿明显，去除痂后可见边缘陡峭的碟状溃疡。患者自觉疼痛明显。病程2～4周或更长。

脓疱疮治疗以外用药为主，皮损泛发或病情严重者需要系统药物治疗。外用药治疗以杀菌、消炎、干燥为原则，脓疱未破者可外用10％炉甘石洗剂；脓疱较大时应抽取疱液；脓疱破溃者可用1∶5 000高锰酸钾溶液或0.5％新霉素溶液清洗湿敷，再外用莫匹罗星软膏等。皮损泛发、全身症状较重者应及时使用抗生素，选择金黄色葡萄球菌敏感的头孢类抗生素，必要时依据药敏试验选择用药。

应注意保持皮肤清洁卫生，经常修剪指甲，勤洗手，勤洗澡；各种皮肤损伤包括细小皮肤破损，应及时治疗，以防感染；积极治疗原有瘙痒性皮肤病；一旦发病应及时隔离治疗，污染衣物应及时消毒，以减少疾病传播。

（杨　芸）

—— 专家简介 ——

杨　芸

杨芸，硕士，上海市儿童医院皮肤科副主任医师。擅长各种儿童皮肤病和性病诊治。

上海市医学会皮肤科专科分会激光美容学组成员，中国整形美容协会中医美容分会理事。

9. 体癣与股癣有差别吗

体癣是指除毛发、甲、掌跖以及腹股沟以外的躯干和四肢皮肤的皮肤癣菌感染。体癣在全球范围内均有流行，最常见于热带地区。体癣可以在人与人之间、动物与人之间甚至土壤与人之间传播。家养动物是引起体癣传播的重要因素。本病多在夏秋季发作，与气候潮湿，人体易出汗有关，冬季可好转，青壮年男性多见。体癣好发于面部、躯干和上肢，典型皮损初起为红色丘疹、丘疱疹或小水疱，疱液清亮，逐渐形成上覆有鳞屑的红色斑片，皮损境界清楚，其边缘不断向外扩展，中央消退，常形成境界清楚的环状或多环状，中央可留有色素沉着。患者往往自觉瘙痒或烧灼感，长期刺激可引起局部湿疹样或苔藓样改变。

股癣是指腹股沟、会阴、肛周和臀部的皮肤癣菌感染，属于发生在特殊部位的体癣。股癣常见于热带地区。患者往往因为使用糖皮质激素药膏,皮损面积扩大,症状加重。有时可能不典型,在临床表现上难以辨认,需结合真菌镜检检查才能正确诊断,减少误诊漏诊。

体癣和股癣的防治应注意个人卫生,不与他人共用衣物鞋袜、浴盆、毛巾等,内衣应宽松透气。日常生活中应注意勤洗澡,勤换衣裤,保持腹股沟及会阴部清洁干燥透气。瘙痒严重时禁用热水烫洗局部皮肤。由于病变部位的解剖生理特点,皮肤较娇嫩应选择刺激性小、浓度较低的外用药。

(潘炜华)

10. 手、足癣患者需注意些什么

手、足癣是指累及手足掌跖部及指趾间的皮肤癣菌的感染。浅部真菌感染中足癣的患病率最高。在我国南方较北方多见。在经常穿胶鞋的工人中,其发病率可高达 80％。手、足癣的病原菌类似,手癣又称鹅掌风。手癣多因直接接触足癣、股癣及头癣而感染。手、足癣应与手部慢性湿疹及汗疱疹、掌跖脓疱病相鉴别,后三者真菌镜检阴性。根据临床表现不同,手、足癣可分为以下五种类型:角化过度型、丘疹鳞屑型、水疱型、趾间糜烂型及体癣型。表现为不同程度的丘疹、脱屑、水疱、皲裂及皮肤浸渍发白,常伴有剧痒。

手、足癣的预防在于注意个人卫生。由于真菌喜欢在湿热的环境生长,注意保持手足的干燥,夏季穿透气的鞋子,可以有效预防手、足癣。趾间浸渍糜烂型可引起淋巴管炎及丹毒等继发感染,须引起注意。

根据不同的类型,治疗也有区别。①水疱鳞屑型应选择刺激性小的霜剂和水剂(如联苯苄唑霜或溶液);②角化过度型可选择剥脱作用较强的制剂(如复方苯甲酸软膏),皮损较厚或软膏效果不明显时可采用封包疗法,有皲裂时可加用尿素脂;③病程久或疗效差可选用口服药物,如灰黄霉素、氟康唑、伊曲康唑、特比萘芬等;④手、足癣和甲癣互为传染源,因此应同时治疗。此外,应尽量避免搔抓和热水烫,避免接触各种洗涤剂及有机溶剂等。

(潘炜华)

11. 什么叫"冬病夏治"

皮肤有疾也可"冬病夏治"。《黄帝内经》中提倡春夏养阳,冬病夏治法是根据中医阴阳四时消长变化的规律，利用暑伏之季，人体阳气旺盛，毛孔张开，易使药液透达皮肤，采用中药浸泡治疗可充分发挥疏通气血的作用，调整人体阴阳平衡，祛除余邪，在防治冬季皮肤病复发上起到事半功倍之效。临床运用中药在暑季伏天治疗冬季易患的皮肤病，最常见的有手足皲裂、鹅掌风、角化性手足部慢性湿疹、手部汗疱疹及剥脱性角质松解症等。

"鹅掌风"指的是一种干燥皲裂型的手、足癣。因病变的手掌、足底皮肤皱纹宽深、粗糙肥厚，形似鹅掌，且常伴有程度不等的瘙痒，故名"鹅掌风"。此时最常采用的治疗方法是以中药浸泡和熏洗，源自上海龙华医院临床验方"鹅掌风浸泡方"，具有疏通气血、杀虫止痒功效，广泛适宜于鹅掌风、灰指甲、角化性手足湿疹、皲裂疮等。可用食醋浸透药物后煮沸待用，一般自入伏开始，早晚浸泡手足各一次，每次浸泡 30～40 分钟，连续 7 天为 1 个疗程，通常三伏天内行 2 个疗程，疗程之间可间隔 5～7 天。经过一个伏天的治疗，患者手足皮疹、皲裂等症次年冬季可获改善，而一般以连续 3 年伏天浸泡治疗为最佳。

（李咏梅）

12.　"灰指甲"为什么易复发

"灰指甲"医学名称为甲真菌病，是指包括皮肤癣菌感染和非皮肤癣菌感染在内的所有甲真菌感染。甲真菌病多由接触手、足癣而直接接触传染，真菌侵犯甲的部位和程度不同，甲的表现也不同，可以有甲板混浊、肥厚、表面凹凸不平、变色、甲板萎缩、脱落、翘起和甲沟炎等表现。

感染者对公共浴场的严重污染是甲真菌病流行的原因，由于甲真菌病患者携带的真菌有角质保护，要想对这些场所的地面实施消毒非常困难，只有通过有效的治疗来减少感染者的数量，以此抑制该病的流行才是行之有效的。提高患者的公共意识在很大程度上可以控制甲真菌病的流行。

甲真菌病的治疗相对比较困难，因为药物不易进入甲板，并且甲生长速度缓慢，故必须坚持长期用药。治疗的目标是达到临床健康且没有真菌感染的指甲。即使只有少量的真菌残留于甲下组织的腔隙内，也可能导致复发。除了外用药，往往需要加口服抗真菌药才能达到根治效果。即使口服了被分离到的感染菌的杀菌剂，也可能会造成治疗的失败。甲下角化过度组织中含有大量的小空腔，真菌孢子（分节孢子）可能会残留其中达数周乃至数月之久，所以治疗时间需持续 3～6 个月。治疗失败也可能与患者的基础疾病有关，加强基础疾病如糖尿病等的治疗，也是治疗成功的关键。

（潘炜华）

13. "灰指甲"会自己好吗

"灰指甲"临床发病率很高。气温高、湿度大是真菌滋生、繁殖的重要条件。因此，"灰指甲"在夏季、雨季比冬季、旱季多发而且更重，通风良好的地方比密闭、闷湿的地方发病率低。当然，个人卫生习惯与"灰指甲"直接有关。另外，糖尿病患者抵抗力降低，也是"灰指甲"的高发人群。

除了影响美观，造成人际交往的尴尬，"灰指甲"还是皮肤真菌病的传染源，真菌可随着搔抓而接触到身体其他部位发生各种皮肤癣；灰指甲还有自身接触传染的特点，"得了灰指甲，一个传染俩"，就是说不积极治疗，有病的甲越来越多；病甲周围皮肤容易并发真菌、细菌感染，使患者发生丹毒或蜂窝织炎等全身症状严重的疾病；也可以发生真菌性甲沟炎导致甲周肿胀不适。

真菌是存活能力很强的病原菌，一般的传统治疗方法都不能完全将其杀灭，而甲的生长更新又慢，所以"灰指甲"不仅不能不药而愈，即使治疗也很顽固，期望"灰指甲"不治自愈是不现实的。"灰指甲"的治疗要持之以恒，许多人希望能速战速决是不可能的。一般情况下需 4 个月甚至更长时间才能长成一个完整甲，但不能一概而论，比如老年人比年轻人的甲生长更加缓慢；甲破坏严重的，需要的时间会更久些。

因此，"灰指甲"不可能自己好，它的康复需要一定的时间，治疗药物作用于甲板到产生疗效，有个积累的过程。鉴于此，如果治疗短期内疗效不很明显，不应失去信心而停止治疗，也不可以不按规定疗程治疗，"三天打鱼，两天晒网"或是十天半个月用一次药的态度，是无法获得理想治疗效果的。

（蔡茂庆）

14. 为什么说"花斑癣"不是"癣"

皮肤真菌病的命名与引起该疾病的致病真菌分类有关，只有因皮肤癣菌属真菌感染引起的浅部真菌病才叫"癣"，如"体、股癣或手、足癣"的致病菌多为"红色毛癣菌、须癣毛癣菌或絮状表皮癣菌"等。而引起花斑糠疹（以往称"花斑癣"）的致病菌是马拉色菌，这是一种酵母菌，而不是皮肤癣菌，所以，不能称其为

"癣"。之所以有这种"讹传"，是由于过去真菌分离和培养鉴定开展不充分引起的历史错误。

本病好发于青壮年男性的前胸、肩背、腋窝等皮脂腺分泌旺盛处，可延及颈和上肢近端，较少累及面部和头皮。皮损为褐色、淡褐色、淡红色、淡黄色或白色斑片，表面有细小鳞屑；初以毛囊口为中心，为雨滴状，以后逐渐扩大，互相融合成大片斑片，界限清楚。因为皮损颜色表现深浅不一，形似花斑，上覆小片糠状鳞屑，因此现在正式命名为"花斑糠疹"。又因本病发病与高温潮湿、多脂多汗有关，因此又俗称"汗斑"。花斑糠疹一般无自觉症状，偶有轻度瘙痒，一般夏重冬轻，有的患者冬季可完全消退，来年夏季又复发。如不正规治疗，常常可持续多年，具有一定的传染性。花斑糠疹有时要与有类似皮肤表现的其他疾病鉴别，如白癜风、玫瑰糠疹、脂溢性皮炎等。医生常通过询问病史、发病季节、发病年龄并借助实验室真菌检查和伍德灯检查进行区分。

花斑糠疹的治疗需要外用或口服抗真菌药。为了预防复发，患者要注意保持个人卫生，经常洗澡，勤换衣物，特别是劳动和剧烈活动后出大汗，应及时洗澡和更衣。内衣要煮沸或曝晒消毒。平时出汗较多者宜常用爽身粉。

（吴建华）

15. 指间浸渍发白是念珠菌感染吗

有些经常接触水的人，如家庭主妇、饭店洗碗工、发廊洗头工等，如果不注意保持手部干燥，往往会发生手指间浸渍发白、脱皮渗出，伴有不同程度的瘙痒，严重的还可引起手背肿痛。这种疾病在医学上称为"间擦疹"，到医院来进行真菌检查，常常可以在发病部位找到念珠菌，因此又诊断为"念珠菌性间擦疹"。

念珠菌是人体皮肤表面的定植菌之一，是人类最常见的条件致病真菌。在正常情况下不致病，如果局部或全身抵抗力下降，可引起人类各种念珠菌病，包括皮肤、黏膜和内脏器官损害。

念珠菌性间擦疹的发病与皮肤长期接触水有关。皮肤角蛋白水合以后，变得浸渍发白，致密结构遭破坏，表皮屏障功能受损，定植的念珠菌趁机进入皮下，经过生长繁殖，引起局部病变。除了指间以外，肥胖多汗者和糖尿病患者的腹股沟、会阴、腋窝、乳房下等皱褶部位，也是念珠菌性间擦疹的好发部位。婴幼儿长时间包裹一次性尿布，外阴部位也容易发作念珠菌性间擦疹。

皮肤念珠菌病的诊断除了仔细询问病史和检查皮损损害以外，实验室真菌涂片检查很关键。念珠菌性间擦疹应与湿疹进行鉴别，后者除了指间、乳房下等皱褶部位以外，身体其他部位也有多处皮疹，而且瘙痒明显，与从事水中作业关系不大。念珠菌性间擦疹的治疗，以局部外用药为主，主要是抗真菌溶液或霜剂。预防复发的办法就是水中作业以后，及时用毛巾擦干。多汗潮湿的皱褶部位可用爽身粉保护。

（吴建华）

虫｜媒｜性｜皮｜肤｜病｜

16. 如何摆脱反复不断的"疥疮"困扰

　　疥疮由人型疥螨通过直接接触(包括性接触)而传染,也可通过患者使用过的衣物而间接传染。疥螨常寄生于皮肤较薄而柔软的部位,如指缝、腋窝、生殖器、腹股沟等。皮损为针头大小的丘疹、丘疱疹、隧道,常伴有夜间剧痒。疥疮并不可怕,只要早发现、早诊断、早治疗,均可痊愈。

　　治疗疥疮以外用杀疥制剂为主。治疗程序如下:涂抹药物之前,最好用热水、肥皂洗澡,涂药时应从颈部以下全身涂抹药物,皮疹集中的部位应反复涂药并加以摩擦。每日早晚各涂 1 次,连用三天,第四天洗澡换衣,并将换下衣被用水煮沸消毒或烫洗暴晒。此为 1 个疗程,一般 2～3 个疗程。常用抗疥螨的外用药物有 10％硫黄软膏(儿童 5％硫黄软膏)、3％水杨酸软膏;1％γ－666 乳剂或软膏;10％～25％苯甲酸苄酯洗剂或乳剂;10％克罗米通乳剂或搽剂。凡上述外用药物规范治疗后,应观察 2 周,如无新皮损出现,方可认为痊愈。

　　平时应注意个人卫生,保持"三勤",即勤洗澡、勤换衣、勤晒衣被。不与患者同居、握手,不能和患者的衣服放在一起。发现患者及时治疗,换下的衣服要煮沸灭虫,不能煮沸者用塑料袋包扎,一周后,待疥螨死后清洗。家庭和集体宿舍发现患者,应同时治疗,这样才能避免相互传染。

(褚美琴)

── 专家简介 ──

褚美琴

　　褚美琴,主任医师,上海市奉贤区皮肤病防治所皮肤科主任。上海市医学会皮肤科专科分会委员、上海市中医药学会皮肤科分会委员,从事皮肤科临床工作 27 年。

　　擅长皮炎湿疹、荨麻疹等变态反应性疾病及痤疮、银屑病、真菌感染等皮肤病防治。

17. 人虱是什么病

人是人虱的唯一宿主，它不能寄生其他动物身上。人虱分为头虱、体虱、阴虱，分别寄生在人的头发、内衣、阴毛上。虱病多见于个人卫生不良者，在人群中通过直接接触或通过头巾、帽子、衣服、被子间接传播。阴虱主要是通过性接触传播。无论何种虱病需找到虱或其虫卵才能确诊。

（1）头虱：有头发的部位均可寄生虱子，但以枕后及耳后较多，藏于发中或附于发上，虱卵粘在发上。由于虱的活动引起瘙痒而产生破皮、渗液、结痂、化脓甚至疖子、脓肿。

（2）体虱：体虱及卵藏匿于贴身的衬衣及被褥缝里，叮咬后剧痒，引起丘疹及风团。

（3）阴虱：发生于阴毛部位，偶寄生于腋毛、胡须、眉毛及睫毛上。虱子紧贴于毛根上，叮咬引起剧痒，经搔抓后可引起抓痕、血痂及毛囊炎，常夫妻同患。

治疗虱病应以灭虱及灭虱卵为主，因体虱寄居在内衣缝隙中，所以将脱下的内衣裤及床单、被套用开水烫煮便可达到灭虱的效果，对不便烫煮的衣服可用熨斗熨烫。发现阴虱应剃掉阴毛并焚烧，头虱可用50％百部酊、5％苯甲酸苄脂乳剂等灭虱。如家庭或宿舍内有其他人患虱病应同时灭虱，对皮疹可用清凉止痒剂或糖皮质激素软膏，有感染时外用抗生素制剂。

养成良好的卫生习惯，勤洗头、洗澡，勤换衣服，避免共用头巾或梳篦。

（褚美琴）

18. 什么是隐翅虫皮炎

夏秋季节，经常会遇到这样的患者，说清晨起床后，突然发现在身体出现条索状、点状或斑片状水肿性红斑、糜烂、水疱、脓疱，有明显的瘙痒和灼痛，首先要考虑隐翅虫皮炎。

隐翅虫是一种形似黑色蚁形的小甲虫，长0.6～0.8厘米，每到夏秋，特别是在雨后闷热的大气里，隐翅虫等的活动十分频繁。常常栖息在田圃、树林间，白天藏在石子、木头或青草下面等阴暗处，昼伏夜出，有趋光性，多在夜间向有灯光的地方飞，比如亮灯的房间。隐翅虫停留在皮肤上，不会咬伤皮肤，但如果被拍死，其体内的一种强酸性毒素会引起皮肤急性炎症。隐翅虫皮炎往往形状有特征性，呈点状、条索状，分布不规则，这是因为用手拍打或抓挠之后将毒液带到其他部位引起新的损害。所以不要拍，可以将小虫用嘴吹落或用手将小虫拨落后踩死。

网络和微信上常流传说"隐翅虫身上有毒液，接触皮肤，就死定了"，其实隐翅虫皮炎在夏秋季节是皮肤科门诊的常见疾病，并没有这么严重。隐翅虫有毒素，pH 为 1～2，很容易灼烧人的皮肤，引起皮炎。除了引起皮炎，少数严重者可有附近淋巴结肿大、发热等全身症状，部分病患处理不当继发感染则病情更重。但一般不会有生命危险。如已出现皮炎，应尽早用肥皂水清洗，然后外用皮质类固醇乳膏。若红肿、糜烂明显，可用 1‰～2‰ 硼酸溶液或 1∶5 000 高锰酸钾溶液冷敷，待渗液减少后涂皮质类固醇乳膏。瘙痒明显可口服抗组胺药。若有脓疱或发生继发感染，可配合外用抗生素软膏。当然，如果有全身症状，则需要及时就医，以免延误病情。隐翅虫皮炎消退后比较容易出现色素沉着斑，但这是暂时的，多数会随时间逐渐自行消退，不需要用药。

如果碰到那种类似于蚂蚁的黑虫子，且尾巴上翘、有两根刺，很有可能就是隐翅虫。一般来讲，隐翅虫伤人情况每年 6 月份开始出现，此时农田间隐翅虫已经非常多，8～9 月份达到高峰，10 月份天气转凉，就很少了。隐翅虫喜欢昼伏夜出，有趋光性，我们晚上室内开灯时一定要关好纱窗，睡觉熄灯时应罩好蚊帐；到野外游玩时，最好穿长衣、长裤。隐翅虫对药物相对敏感，家里晚上点的电蚊香等驱蚊的药物、一般的杀虫剂、风油精，对它都有效。若发现虫子落在皮肤上，不要在皮肤上拍死。如果不小心拍死，最好先用苏打水或肥皂水反复冲洗小伤口，也可用牙膏涂抹，因为这些东西都是碱性的，能中和一下强酸，然后及时就医，切不可抓挠，以免加重皮疹。

（方　芳）

—— 专家简介 ——

方　芳

方芳，主任医师，硕士研究生导师，复旦大学附属金山医院皮肤科主任。上海市医学会皮肤科专科分会委员，上海市医师协会皮肤科医师分会委员，上海市皮肤病质量控制专家组委员。

19. 哪些虫子会引起虫咬皮炎

虫咬皮炎是指昆虫将口器刺入皮肤吸血或将毒汁注入人体，从而引起的皮肤过敏和炎症反应。其主要特点是皮肤叮咬处出现丘疹、风团、水肿性红斑、水疱、丘疱疹，散在分布。并伴有不同程度的痒、刺痛感。日常生活中较常见的致病害虫有蚊子、螨虫、跳蚤、蜂、刺毛虫、臭虫等。

虫咬性皮炎每个年龄段的人群都有发病的可能，但婴幼儿、儿童因皮肤娇嫩，抵抗力相对较低，发病的概率将会更高一些，而且虫咬后皮肤局部的红肿反应更加强烈，皮疹看上去比较严重，但不必紧张，可选择有止痒、收敛作用的洗剂外擦等。瘙痒时勿用力搔抓，防止皮肤感染，特别严重的可遵医嘱口服抗组胺药物。如果处理得当，通常很快痊愈。

（方　芳）

20. 家里这么干净也会发生虫咬皮炎吗

每年一进入五月，温度开始上升，春光旖旎，万物复苏，可是有些比较敏感的人一到这个季节，却痛苦万分，全身上下出现红疙瘩，奇痒无比，越抓越痒，越抓越大。不禁感慨，大自然的勃勃生机中也暗藏着些许戏谑。来就诊的王小姐，是一位全职太太，她称自己是"五月红"，她感到疑惑的是自己很少出门，这种红疙瘩怎么会是虫咬的呢？从小就有洁癖的她，无论如何理解不了家里这么干净，怎么会有虫咬？

随着气温逐渐升高，蚊子、跳蚤、螨虫以及各种小虫开始大量繁殖，有些小虫我们肉眼看不见，即便看上去很干净的家，有可能在地毯、凉席、宠物身上藏匿着螨虫等，当皮肤接触后，小虫就会袭击皮肤，发生虫咬皮炎，王小姐恍然大悟。

应对虫咬皮炎，最重要的是做好预防措施，搞好居住环境、工作环境以及个人的卫生，经常打扫，清除居室杂物，房间要经常开窗通风，保持居室清洁、干燥。平时家中的被子、衣物要勤洗勤晒。敏感体质的人最好家中不养宠物，猫狗身上容易寄生螨虫、跳蚤。家中已经养有宠物的患者要注意经常给宠物除螨杀虫，螨虫怕日光照射，怕高温，怕干燥。此外，地毯、凉席、被子、枕芯以及毛茸茸的玩具都容易滋生螨虫，室内别放置地毯，床上最好不用草编凉席，不管是新买的凉席还是往年的凉席，拿出来用时都需仔细烫洗，或用电蒸气熨斗进行熨烫，并在阳光下暴晒，将螨虫及其虫卵杀死。由于夏季出汗较多，汗液混杂在凉席、被单上，如果不经常换洗，更加容易滋生螨虫、细菌，所以平时最好能够做到每日都用开水烫过的毛巾擦拭凉席，每周至少进行一次太阳暴晒。床单、被套及枕套每周都用热水烫洗一次，不让螨虫、跳蚤有可乘之机。如果条件允许最好选用防螨寝具，不用棉胎，从而避免家人尤其孩子患上虫咬皮炎。

外出踏青的时候，最好不要到花草树木特别密集的地方，以免被蚊虫叮咬。家长更应该注意对孩子皮肤的防护，外出前要涂防蚊水，特别是尽量不要带孩子到一些蚊虫较多的水沟旁玩耍，不要直接坐或躺在草地上。这样，春暖花开的时候，我们就可以无忧地享受大自然的美好。

（蔡茂庆）

变|态|反|应|性|
皮|肤|病|

21. 什么是湿疹

　　湿疹是由多种内、外因素引起，但确切病因多不清楚。内部因素与遗传个体易感性、耐受性、慢性感染病灶、内分泌及代谢改变等有关；外部因素可与气候方面干燥、潮湿、高温、寒冷等环境变化刺激，以及与食入辛辣食物、鱼虾、牛羊肉，或吸入花粉等有关；此外，还可能与生活环境中接触各种化学物质有关。

　　急性湿疹发病急，以丘疱疹、水疱、糜烂、渗出为主要表现，常呈对称分布，以头面、四肢和外阴部多发，红斑、丘疹、水疱、脓疱、糜烂、结痂等各型皮疹可循序出现，但常有 2～3 种皮疹同时并存或在某一阶段以某型皮疹为主，常因剧烈瘙痒而经常搔抓，使病情加重。亚急性湿疹多由急性湿疹炎症症状减轻后，皮疹以丘疹、鳞屑、结痂为主，但搔抓后仍出现糜烂。慢性湿疹多因急性或亚急性湿疹反复发作演变而成，亦可开始即呈现慢性炎症，以苔藓样皮肤肥厚为主，病程迁移日久。湿疹易反复发作，常伴有明显瘙痒。

　　治疗上需注意避免各种可疑致病因素，尽管湿疹的病因不易明确，但仍要尽可能找出可能的病因，并加以去除。有过敏体质的人，除了在衣食住行等方面尽量避免接触容易引起过敏的物质，避免搔抓、开水烫洗、肥皂擦洗、饮酒及辛辣食物等，以免加重湿疹。平时生活要规律，注意劳逸结合，衣着宜宽松，减少化纤及毛织品直接接触、刺激皮肤。湿疹患者可内服抗组胺药物；外用药需在医生指导下选择不同药物和不同剂型施治。

（姚志荣）

22. 手上的湿疹为什么需要认真对待

　　我们手部的皮肤光滑完整，表面有一层保护层，如果皮肤的这层屏障受到破坏，就很容易患上手部湿疹。平时我们的双手直接暴露于外部环境之中，能接触到各种各样的刺激性和过敏性物质。引起手部湿疹的原因大多数是刺激物引起的，也有少部分是由过敏因素造成，金属、香料和防腐剂是主要的致敏原。有些患者既是由于刺激性发病同时也伴有过敏反应，属于混合型。手部湿疹也是最常见的职业性皮肤病，建筑工、食品加工者、护士、理发师等等都容易患手部湿疹。除了外部因素外，手上的湿疹也可能是我们内在的过敏因素形成的。

手部湿疹有轻有重，女性患者是男性的两倍多。许多轻症患者认为湿疹病情不重，不愿就诊。实际上，从患病初期患者就应予以重视，及时就医，寻求有效帮助，以免病情逐渐加重。手部湿疹是一个慢性复发性过程，皮疹有的波及整个手部，有的呈钱币样圆圆的一块，也有的只是在指端和关节部位。一般有瘙痒感，有时感觉干燥、粗糙。患有慢性手部湿疹的患者是非常苦恼的，到了冬季，有一部分患者皮疹很容易裂开，形成裂隙，甚至出血，非常疼痛，部分患者在裂隙处贴上胶布，以缓解疼痛，这也只是权宜之计。由遗传因素引起的手部湿疹，预后较差，治疗起来也更为困难。

患有手部湿疹的患者应了解手部湿疹的基本特性，对于严重的慢性手部湿疹，患者应克服焦虑心理，避免因自身的精神因素加重原有疾病。同时应尽可能地寻找并去除病因。怀疑过敏引起的，可通过皮肤斑贴试验查找致敏原，以避免再次接触引起致敏。对于刺激物引起的手部湿疹，有时即使去除了病因，恢复起来也比较困难，此时除不再接触刺激物外，应对双手加强保护，在治疗的同时合理使用润肤剂，有利于皮肤屏障功能的修复。具体的治疗方案应由医师依据不同的皮疹情况和治疗效果进行确定与调整。

（徐顺明）

23. 怎样处理和预防"蚊子包"的出现

人被昆虫叮咬后在皮肤上起几个疱，奇痒难忍，这就是常说的"蚊子包"，医学上称为"丘疹性荨麻疹"。可以说几乎每个人都曾患过"丘疹性荨麻疹"，而多数人并不会因此去医院看病，但在皮肤科门诊和急诊，却也常常见到不少本病患者，尤其在夏季。

丘疹性荨麻疹，又称"虫咬皮炎"，好发于儿童及青少年，夏秋季多见。皮疹为躯干、四肢伸侧群集或散在绿豆至花生米大小略带纺锤形的红色风团样丘疹，顶端常有小疱，有的形成紧张性半球形大疱，自觉剧烈瘙痒。病程长短不一，一般1周左右自行消退。天气转凉后逐渐痊愈，但次年常又发生。

丘疹性荨麻疹的防治,首先是去除致病的原因。注意个人及环境卫生,勤换衣被。消灭臭虫、蚤、虱及其他昆虫。不喝酒、不进食刺激性食物,少去郊外或公园活动。草席应洗清暴晒,清除隐藏在其中的螨虫,减少虫咬的可能。一旦发现症状,应及时用药。主要是对症处理,选择具有止痒、消炎作用的洗剂或乳剂外搽,如 1% 薄荷炉甘石洗剂、1% 薄荷霜、皮质类固醇软膏等。如有继发感染,外用百多邦软膏。全身治疗可口服抗组胺药物,如西替利嗪、氯雷他定、氯苯那敏等。

(方　芳)

24. 小儿老是皮肤过敏是怎么回事

小儿的反复皮肤过敏,出现皮疹,要警惕特应性皮炎的可能。特应性皮炎又称异位性皮炎、遗传过敏性湿疹。患儿通常具有过敏性疾病的家族史或本人易患某些过敏性疾病,例如哮喘、过敏性鼻炎、结膜炎等。该病主要表现为皮肤剧烈瘙痒、干燥和渗出倾向,往往具有特征性的临床表现和皮疹分布形式。该病病程通常较长,一般在生后第 2 或第 3 个月开始发生,多数在 2 岁以内缓解,少数可持续终身,严重者甚至可影响患儿的生长发育。

要尽可能减轻该病对患儿生活质量和生长发育的影响。轻症患儿一般经过良好的护理可以使疾病得到控制,中重度的患儿常常需要长期的综合治疗。

日常生活中要注意对小儿的护理,包括:

(1)避免刺激:如食物残留物、果汁、唾液对口周的刺激;粗纤维衣物、汗液、洗涤剂对皮肤的刺激;大小便残留物对臀部会阴的刺激。过热、焦虑、气候巨变、感染、预防接种也都可能成为刺激诱发因素。

(2)润肤保湿:经常使用适合患儿的润肤保湿剂,防止皮肤干燥皲裂,保护皮肤屏障功能。

(3)注意环境过敏因素:主要包括食物、花粉、虫螨。添加新的辅食时一般要观察 3 天,如果当口以及以后 2 天出现发疹或皮疹加重,要注意回避,必要时可进行过敏原筛查。

(姚志荣)

25. 什么是异位性皮炎

"异位性皮炎"这个词听起来相对拗口,另有他名包括"特应性皮炎""遗传过敏性湿疹"。从定义上讲,特应性皮炎是指一种慢性复发性、瘙痒性、炎症性皮肤病,患者往往具有特应性家族史;其中,所谓的"特应性"是指:①容易罹患哮喘、过敏性鼻炎、湿疹的家族性倾向;②对异种蛋白过敏;③血清中 IgE 高;④血液嗜酸性粒细胞增多。这样的定义仍相对专业,那么,具体哪些是"异位性皮炎"呢?疾病的另一个名字"遗传过敏性湿疹"就相对显得通俗易懂了,患病人群主要是指那些有"湿疹"的过敏性疾病易感者。异位性皮炎患者根据年龄差异,分为婴儿期、儿童期、青少年与成人期,各时期皮疹又有不同的特点。婴儿期通俗来讲即是"奶癣",发生在头面部为主,以红斑、渗出、结痂为主;部分患者可延续至儿童期,当然也有 1 岁以后起病的患者,构成了儿童期湿疹,这一时期皮疹以肘窝、腘窝、四肢伸侧为主;青少年与成人期皮疹又是儿童期的延续,典型的比如中医所述的"四弯风",皮疹以四肢屈侧、眼周、颈前、手背为重。2013 年的流行病学调查提示,异位性皮炎在中国 1～7 岁城市儿童的患病率达到 12.94%,因其瘙痒顽固,严重影响儿童的身心健康。目前,异位性皮炎已成为国内外最常见的皮肤疾病之一,得到国内外皮肤病学者的广泛关注与重视。

(姚志荣)

26. 发生药物过敏怎么办

药疹是药物过敏反应最常见的类型,是指患者所使用的药物引起皮肤、黏膜的反应,外观表现出各种各样的皮疹。引起药疹的药物种类繁多,最常见的有解热镇痛类、磺胺类、安眠镇静类、抗生素类及血清制品、呋喃类、吩噻嗪类等。中草药的单味药、复方成药和中药注射制剂也可引起药疹。在接受药物治疗的过程中,大约有 1% 的患者发生药疹,其中有 2% 的药疹反应相当严重。

药疹一般在初次用药后 7～14 天发生,也可以在用药后数小时或 1～2 天发生,少数情况下致敏期可以超过 20 天。药物过敏的皮肤表现多种多样,可以是发疹性表现为红斑样皮疹,也可以表现为水疱大疱性、血管炎等不同类型,甚至可以表现为药物诱发的一系列皮肤疾病。

药疹一旦临床明确诊断,应尽快停用可疑的致敏药物。药疹患者应适量多饮水以促进体内可疑致敏药物的排泄,并尽快去医院就诊,重症药疹患者可能危及生命,应及早住院治疗。药疹的皮疹很容易瘙痒,此时患者切勿搔抓,禁忌热水洗烫,以免皮损区破溃,引发感染。

(王榴慧)

27. 服药后出现的皮疹都是药疹吗

引起药疹的原因有药的因素和人的因素两类。药的因素：抗原性强、杂质、累积反应、赋形剂。人的因素：年龄、精神状态、遗传因素、过敏体质等。药疹通常分为变态反应性药疹和非变态性药疹。变态反应性药疹指易感性的个体，在用药过程中，被某些药物或其代谢产物致敏，当再次应用该药时（抗原的再暴露）发生的特异性免疫反应。非变态反应性药疹指：毒性作用、药理学作用、特异质反应、继发作用、非特异性超敏反应、遗传因素等。

药物过敏往往有一定的潜伏期，平均 7～10 天（首次），第二次用药后 24 小时内，平均 10 小时发病。反应消失后重用该药，即使很小剂量，或相隔很少时间也会出现皮疹。药疹的临床表现错综复杂，一方面不同的药物可引起同样的皮疹，另一方面，一种药物又可以引起多种皮疹。基于药疹的病因和发病机制的复杂性，所以服药后出现的皮疹不都是药疹，需要仔细鉴别。

（王榴慧）

28. 怎样赶走"扰人"又"闹心"的皮炎湿疹

皮炎湿疹是很常见的皮肤疾病，往往瘙痒剧烈，还反反复复发作，十分恼人。皮炎湿疹的发病原因很复杂，既有内在因素，比如遗传，若父母都有过敏体质，那么孩子就有超过 70% 的可能性发生皮炎湿疹；免疫因素也发挥了重要的作用，人体多种免疫细胞和细胞因子都共同参与了皮炎湿疹的发生过程；外在因素包括环境变化、变应原、食物、微生物以及理化刺激等，也可诱发或加重皮炎湿疹。

皮炎湿疹好发于面部、耳郭、手足、前臂和小腿等部位，重者也可弥漫全身，往往对称分布。皮损有多形性，急性期表现为红斑水肿，表面有针头至粟粒大的丘疹、丘疱疹或水疱，融合成片，境界不清，反复搔抓后可导致糜烂、渗出，若继发细菌感染，还可出现脓疱和脓液；若急性期处理不当，可导致病程延长，甚至转变为亚急性或慢性的皮炎湿疹，通常表现为红肿和渗出减少，红斑颜色转暗，表面出现鳞屑和轻度浸润，由于反复剧烈的搔抓，皮疹可进一步发展为浸润性暗红斑基础上的丘疹、抓痕、血痂和鳞屑，皮肤肥厚、粗糙、苔藓样变，并伴有色素沉着或减退，瘙痒剧烈呈阵发性。

皮炎湿疹的治疗分两个方面：一方面要做好皮肤的基础护理，加强清洁和润肤保湿，防止皮肤干燥皲裂，保护皮肤屏障功能，同时注意避免一些可能诱发和加重皮炎湿疹的刺激因素，比如食物汁水或果汁等对口周皮肤的刺激、羊毛或粗纤维衣物等导致的皮肤瘙痒以及环境变应原如食物、花粉和尘螨等的影响，老年人尤其要注意避免用热水烫洗或浸泡；另一方面则是药物治疗，轻症的皮炎湿疹往往外用药物就能解决问题，目前外用皮质激素药物仍然是首选的治疗方法，在医生的指导下正确使用是关键，既要避免盲目滥用乱用，也要避免盲目恐惧，导致皮疹加重，使用时一般先选用温和弱效的，和保湿润肤剂结合使用。皮疹好转后或者发生在薄嫩部位如眼睑、外阴等处的，还可以交替使用一些非激素制剂，如钙调磷酸酶抑制剂。若急性期皮疹渗出显著时，还可以采用生理盐水等的湿敷治疗。对于症状较重的皮炎湿疹患者，应加强外用药物的强度，比如选用中强效的外用皮质激素药物，同时给予口服抗组胺药物治疗，以缓解瘙痒，也可给予补充维生素 C 和钙剂，减轻血管通透性，改善症状。若采用了以上治疗方法，但病情仍无法控制的严重顽固的皮炎湿疹，则有必要到医院就诊查找原因，必要时需采用紫外线光疗、免疫抑制剂甚至系统性糖皮质激素治疗。

综上所述，皮炎湿疹既"扰人"又"闹心"，配合医生经过正确合理的治疗和精心细致的家庭护理，绝大多数都可以获得有效的控制甚至完全缓解。

（姚志荣）

29. 得了荨麻疹要忌"发物"吗

荨麻疹是常见皮肤病，俗称"风疹块"，是皮肤、黏膜小血管扩张及渗透性增加而出现的一种局限性水肿反应，通常在 2～24 小时消退。15％～20％的人一生中至少发作过一次荨麻疹。如果皮疹几乎每天发生，持续 6 周以上，称为慢性荨麻疹。

荨麻疹发病原因复杂，多数急性荨麻疹可以找到病因，但慢性荨麻疹的病因很难明确，常将病因分为内源性和外源性。外源性大多为暂时性，常见有食物、食物添加剂、药物、植入物、物理刺激及运动等；内源性因素多为持续性，常见病因有感染（细菌、病毒、寄生虫）、系统性疾病、吸入物、肥大细胞对 IgE 高度敏感性、劳累、精神紧张、情绪波动及内分泌改变等。对于儿童患者而言，感染和食物是常见病因。由于荨麻疹病因复杂，食物不是引起荨麻疹的主要原因，只是刺激因素，所以在没有明确过敏原的前提下不主张盲目忌口。

（王榴慧）

30. 如何避免化妆品过敏

现今社会随着生活水平的提高，人们对美的追求也随之提高，化妆品的使用也越来越多。然而化妆品的不良反应已经形成了一个疾病群，例如染发后皮炎、冷烫精皮炎、油彩皮炎等，这些都可归类为化妆品皮炎。简单来说，化妆品皮炎是指在日常生活中使用化妆品后引起的皮肤过敏反应。得了化妆品皮炎，皮肤会感觉瘙痒、干燥，出现大范围的皮肤红斑和肿胀。

市场上各类护肤产品更是五花八门，质量也参差不齐。有些成分有刺激性，会引起刺激性皮炎；有些含有致敏物质或光敏物质，会招致不同程度的过敏性皮炎或光敏性皮炎；有些含有类固醇激素，会引起皮肤变薄、萎缩、红血丝，停止使用后原有皮肤问题会突然反弹加重；有些含有铅、汞等重金属，使用后往往造成皮肤色素异常，甚至有重金属中毒反应。

避免化妆品皮炎的办法除了选择正规的品牌化妆品外，还应在选购时进行简易的"化妆品斑贴试验"，在耳垂后试用化妆品小样，观察 2～3 天，如果没有红肿反应，再用于面部。这个方法简单可靠，能够有效避免化妆品皮炎的发生。

如果发生化妆品皮炎的红肿反应，应该立即停用化妆品；若发生刺痒、灼痛等过敏反应时，应该及时就诊。不宜用热水和肥皂洗脸。内服外治，双管齐下及时治疗化妆品皮炎，以防病情加重产生严重后果。

（王宏伟）

31. 什么是接触性皮炎

接触性皮炎，是指皮肤黏膜接触外界某些物质后，主要在接触部位发生的皮疹。接触性皮炎主要分成两类：一类接触物质本身刺激性小，只有少数人接触后才会发病。常见接触致敏物有染发剂中的对苯二胺；化妆品、洗涤剂等中的芳香化合物、防腐剂等；外用药物中的红汞、碘酊、清凉油、磺胺及抗生素外用制剂等；化工原料及制品中的添加剂、染料、合成树脂等；重金属如镍盐、铬盐等；动物的皮、毛，昆虫的分泌物以及植物中的荨麻、生漆等。另一类是由接触刺激物或毒物对皮肤细胞的直接损伤所致，任何人接触后均可发病。程度与该物质的化学性质、浓度、接触时间及范围有关。强刺激物有强酸、强碱、芥子气、斑蝥素等；弱刺激性物质有肥皂、洗衣粉、有机溶剂等。

接触性皮炎的皮疹发生部位及范围多与致敏原接触部位一致，境界清楚。有皮肤红斑、水肿，重时红斑肿胀明显，上有水疱甚至大疱。好发于四肢、面部等暴露部位，机体高度敏感时皮疹可泛发。有一定潜伏期，从数小时至十数天不等，一般再次接触多在 24～48 小时发病。自觉瘙痒剧烈、烧灼或胀感。去除病因、处理得当，1～2 周可痊愈，但再接触可再发。如反复接触或处理不当，可转为亚急性或慢性皮炎，去医院做斑贴试验有助于确定致敏原。寻找病因、去除病因是重要的治疗步骤，一旦确诊应避免再次接触致敏原及其结构类似物。彻底清洗接触部位，避免热水、肥皂、搔抓等刺激。局部治疗要根据皮损炎症情况选择适当外用药物及剂型；全身治疗可口服抗组胺类药或小剂量糖皮质激素等。

（王宏伟）

32. 如何应对敏感性皮肤及脂溢性皮炎

（1）敏感性皮肤：是常见的皮肤亚健康状态，研究发现 30%～40% 的人认为自己的皮肤敏感，但真正敏感者占 10% 左右，女性多见。敏感性皮肤者在受到内外界因素刺激时如情绪激动、辛辣饮食、日晒、冷热刺激或使用某些化妆品时，面部皮肤会出现红斑、丘疹、毛细血管扩张等症状，伴有刺痛和灼热感，给日常生活造成比较严重的困扰。

敏感性皮肤通常分为原发性和继发性两类。原发性主要与遗传有关，这类人群天生皮肤就比较薄，易受外界刺激因素的影响；继发性主要与一些皮肤疾病如皮炎、痤疮、药物（如外用糖皮质激素、维 A 酸）、护肤品使用不当以及美容激光术后等有关，从而导致皮肤屏障受损而产生敏感。其发生机制尚不清楚，可能与外界或内源性因素的作用引起皮肤屏障功能受损，导致血管反应性增加及扩张，进而产生炎症反应。

皮肤过敏和敏感性皮肤临床上有时表现相似，都有红斑、脱屑及皮肤屏障降低等表现，有时容易混淆，但二者有着明显的区别。皮肤过敏的发生是变态反应（又称为过敏反应），是皮肤对某种特定的成分或因素过敏，比如化妆品中的防腐剂、防晒霜、香料或日光中的紫外线等，通常患者的自觉症状是瘙痒。和敏感皮肤不同，皮肤过敏者在人群中的比例是很低的。由于过敏是一种特殊体质，无法改变的，只能避免接触。

敏感性皮肤目前尚缺乏统一的处理方案。目前主要治疗的目标是修复皮肤屏障、降低血管高反应性、提高皮肤耐受性及减缓炎症反应等。反复发作的敏感性皮肤患者应保持良好情绪、避免滥用化妆品，用温水洗脸，避免过度清洗，避免热喷、皮肤按摩，做好防晒措施，增强皮肤的耐受能力。处理上建议使用具有保护皮肤屏障的医学护肤品、恢复皮肤屏障功能；冷喷和冷敷可以收缩扩张的毛细血管、减轻炎症因子渗出，减低神经的兴奋性，达到抗敏、抗炎和舒缓的作用，是一种方便、有效的治疗方法；此外，对于严重的患者可以在医生的指导下采用药物治疗来降低血管反应性。

（2）脂溢性皮炎：是好发于皮脂分泌旺盛的部位（头、脸、前胸、腋窝）的一种慢性炎症性皮肤病。最常见的表现是头皮屑增多。脂溢性皮炎在男性较为多见，也多见于油性皮肤的人群。随着社会环境压力的增大，我国脂溢性皮炎发病率逐年增加。虽然脂溢性皮肤炎的原因尚未明确，但皮脂腺发达的部位产生过多的油脂性分泌物被认为是诱发脂溢性皮炎的一个重要原因。油脂多的部位会寄生有大量马拉色菌，这种真菌是诱发该病的又一个重要因素。油性皮肤的人群常在工作压力、精神紧张、熬夜等情况下发生脂溢性皮炎。

青壮年的脂溢性皮炎最常见的表现是头皮屑的增多，伴有头皮瘙痒。如果病情加重，面部的前额、眉毛、眼睑、鼻唇沟处可有黄红色的皮疹，常伴有脱屑和瘙痒。男性胡须处除了油腻的皮炎外还常伴发有红色痘痘。老年人的耳朵孔内也常有脂溢性皮炎的脱屑和瘙痒的症状。由于受母亲体内激素的影响，婴儿也常有脂溢性皮炎的表现。

脂溢性皮炎的日常护理很重要。生活方面，需要早睡早起，避免熬夜，不吸烟、不喝酒。饮食方面，要注意"四少一多"，即少吃辛辣食物（如辣椒、葱、蒜等），少吃油腻食物，少吃甜食，少吃"发物"（如狗肉、羊肉等），适当多吃蔬菜、低糖水果。洗发、洗脸时，避免水温过热和使用碱性较为强烈的肥皂。如果症状比较严重，可以去皮肤科就诊治疗。

（鞠　强）

—— 专家简介 ——

鞠　强

鞠强，上海交通大学医学院附属仁济医院皮肤科主任，主任医师，医学博士。擅长痤疮、银屑病、白癜风、过敏性皮肤疾病及疑难皮肤疾病诊治。

物｜理｜性｜皮｜肤｜病

33. 夏季皮炎能否根治

每年夏天高温季节，医院皮肤科门诊便会有相当一部分患者因躯干、四肢伸侧，尤其小腿伸侧为多见，发生大片鲜红色斑片，红斑上有针头至粟粒大小的丘疹、丘疱疹而来就诊。由于瘙痒过度搔抓后可出现抓痕、血痂，久之皮肤粗糙增厚影响美观，非常尴尬和苦恼。而且大部分患者每年如此，一到夏季便发病，直到天气转凉后才能自行减轻或消退。医学上把这种与夏季气候条件有明显关系的皮肤病称作夏季皮炎。夏季暑湿酷盛，显然温度高，湿度大是本病的病因。

夏季皮炎治疗比较容易，以局部外治为主，效果满意，可用 1% 薄荷炉甘石洗剂、马齿苋煎汤外洗、滑石粉兑少量冰片外扑或糖皮质激素外用制剂。然而，做好防护工作是防止本病再发的关键。当炎热夏季来临，应注意做好防暑降温工作，保持环境通风散热，室内温度不宜过高；适当饮用冰镇绿豆薏米汤、金银花露、菊花茶等；衣着宽松透气，宜用温水沐浴，浴后擦干，适当外用扑粉，保持皮肤清洁干燥。随着人们生活水平提高，夏季皮炎的发病率已明显下降。

（边风华　张慧敏）

── 专家简介 ──

边风华

边风华，女，上海中医药大学附属曙光医院皮肤科副主任医师。

从事皮肤科临床和教学 30 年，积累了丰富经验。擅长中西医结合治疗各种难治性皮肤病。

34. 日晒伤如何防护与治疗

日晒伤常常发生于紫外线辐射强烈的季节，如春夏季，多见妇女、儿童、浅肤色人群或滑雪者、水面作业者、戏水者常易发病。一般在日晒后 2～6 小时出现皮损，至 24 小时后达到高峰。日晒部位皮肤出现境界清楚的红斑、水肿，甚至出现淡黄色浆液性的水疱、大疱及糜烂，伴有瘙痒灼痛，严重者可出现全身症状，如发热畏寒、头痛、乏力、恶心等。轻者红斑、水肿1～2日后逐渐消退，留有脱屑及色素沉着，重者恢复需要7～10天。

由此日晒伤的防护尤为重要，首先，经常参加户外锻炼，以提高皮肤对日光的耐受性。其次，应避免过度暴晒，外出时注意防晒，穿浅色长袖、撑伞、涂防晒霜，可使用能同时防护紫外线的广谱防晒产品。再者，要避免接触光感性物质，如化妆品中香料、某些燃料、沥青、荧光增白剂；某些药物，如磺胺类、四环素、阿司匹林等；泥螺，莴苣、香菜、芹菜、芥菜、无花果、芒果、菠萝等光敏食物，患者应忌食。最后，对日光敏感的患者，平时口服B族维生素，尽可能避免日光照射。已经发病的患者皮损局部禁用热敷，避免剧烈搔抓。

日晒伤的治疗以局部外用药为主，消炎止痛为原则。一般可外用炉甘石洗剂、绿药膏和糖皮质激素霜剂。有渗出者可用3‰硼酸水或生理盐水冷湿敷。有全身症状者，可口服抗组胺药、维生素C，严重者可系统应用糖皮质激素2～3天。

（边凤华　张慧敏）

35. 中医如何防治手足皲裂频频发作

每年冬季，许多朋友的手足就开始干燥裂口，严重的甚至出现疼痛和出血，可是再怎么护理都差强人意，到底该怎么办？其实，这种现象可以用中医学的专有名词"手足皲裂"来解释，中医认为，它的发生大多由于感受风寒湿邪，导致人体气机不调，血脉运行不畅，四肢末端经脉失去濡养，逐渐枯槁变脆，再经过反复的摩擦或牵引而出现皲裂。其中，老年人以及鱼鳞病、掌跖角化症、角化性足癣等患者都容易发生手足皲裂。

中医治疗手足皲裂以养血润燥、活血化瘀、软化角质为原则。对于手足皲裂轻者外治为主，兼以润肤，无须内服药物。可用皲裂汤（红花、金银花、地骨皮、苍术、桃仁、牡丹皮、苦参、白术、芦荟适量），煎水浸泡手足。或紫归治裂膏贴于患处，2～3天换药一次，以改善症状。重者治宜养血、祛风、润燥，佐以软坚散结。由其他疾病引发的手足皲裂，当积极治疗原发病。

日常生活中，爱护手足也可起到预防作用。首先，注意保持手足清洁。冬季用温热水浸泡手足，随后外涂润肤霜或护手霜；其次，以中性肥皂替代碱性强的肥皂；最后，若是因职业因素引起的皲裂，应加强防护，尽量避免手足受到有害的物理、化学刺激。当然,食疗对手足皲裂也有预防效果。其中维生素 A 能促进上皮生长,保护皮肤。平日可多食富含维生素 A 的食品,如胡萝卜、豆类、绿叶蔬菜、鱼类、牛奶等;还可适当食用脂肪类食物,增加皮脂腺分泌量,从而减轻手足皲裂。

(李　斌)

36．年年发冻疮，又痛又痒如何防治

每年冬天到来、天气严寒之际,冻疮便又悄然而生,奇痒无比且不美观,溃烂后又疼痛难耐,直到天气转暖才会逐渐愈合,真让人忧心忡忡。冻疮是一种常发生于四肢末端、耳郭等暴露部位的局限性、瘀血性、炎症性皮肤病。因其发病与寒冷有关,故常见于冬季发病。中医亦称本病为"冻疮"或"冻烂疮"。

冻疮是由于长期暴露于寒冷、潮湿环境,局部小动脉发生收缩,久之动脉血管麻痹而扩张、静脉瘀血、渗透压增加、血浆渗出引起局部水肿、水疱形成乃至组织坏死而发。中医则认为本病多为寒邪外袭,阳气不达四末,寒凝肌肤,经脉阻隔,使气血瘀滞所致。

其实,避免每年冬天发冻疮的关键便是在日常生活中的预防。首先我们应注意保暖,更要保持易发部位的干燥,受冻后也不宜立即用热水浸泡或取火烘烤;其次也需加强体育锻炼来促进血液循环,以提高机体对寒冷的适应能力。

在冻疮的治疗上则多运用中西医结合疗法,以外治法为主。患处未破溃者可联合外用复方山莨菪碱软膏及冻疮膏;已破溃者除用上法外,可加 1% 红霉素软膏;待到伤口愈合长新肉之时,可用红油膏掺生肌散外敷。同时亦可根据中医辨证论治以内服中药汤剂,或联合使用红外线、氦氖激光照射等物理疗法来改善局部血液循环,促进肌肤恢复。此外,冬病夏治的方法对冻疮亦有奇效,利用夏季炎热的气候,阳气旺盛,对易患冻疮的局部进行治疗,有利于预防冻疮的复发。

(李　斌)

37．哪些人容易生痱子

痱子是盛夏时节最常见的一种皮肤病,多见于儿童、产妇和肥胖者。因夏季气温高,汗出多而蒸发少,导致汗孔阻塞,汗液滞留于皮内,产生痱子。中医称为"痱""沸疮"或"痱瘰"。皮损处刺痒难忍,有轻微的烧灼感,使人终日坐卧不宁。

一旦抓破，还有可能继发细菌感染，形成脓痱，治疗不及时可发展成脓疱疮。

预防生痱子的注意点：居室通风凉爽，空调温度不宜太低，26～27 ℃ 为佳；保持宁静心态；生了痱子切忌搔抓；选取透气、吸汗、宽松的衣服，减少衣物摩擦对皮肤的刺激；特别是出汗后和睡觉前，用温热水洗澡，温度以 38～42 ℃ 为宜，洗后不能贪图凉爽，应及时擦干；皮肤清洁后，可少量涂擦痱子水，但不要贪图方便，过量使用爽身粉；适当补充盐分，多补充含蛋白质和维生素的食物，适当服用绿豆汤、金银花露等防暑降温的饮品，避免饮酒和进食辛辣食物。

中医中药治疗痱子有以下几种方法：①藿香正气水：用棉签蘸取药水，涂抹患处，每日 3～5 次即可，1～2 日可见效；②金银花水：金银花 6 克开水浸泡 1 小时后，棉签蘸取涂抹患处；③马齿苋、蒲公英各 100～200 克煮水，放温后外洗；④菖蒲、艾蒿各 100～200 克煮水，放温后沐浴用；⑤西瓜翠衣适量，煎水后代茶饮；⑥鲜黄瓜切片或捣糊后，敷于患处。

（李　斌）

38. 鸡眼和胼胝如何鉴别

鸡眼和胼胝均是因长期压迫、摩擦，诱发的角质层过度增生。中医学称之为"肉刺"，认为系足部长期受压，气血运行不畅，肌肤失养，生长异常所致。明确诊断要注意二点：一是好发于成人受压的掌跖部位，二是皮损为角质增厚性损害。要仔细区分二者，可从好发部位、皮损、自觉症状上鉴别。

鸡眼好发于足跖前中部、小趾外侧或大脚趾内侧缘；皮损为嵌入皮内的圆锥形角质栓，一般如黄豆大小，其下可见一层灰白薄膜即鸡眼滑囊；表面光滑，边界清楚，呈淡黄色或深黄色；行走受压时自觉疼痛。胼胝多对称发生于手足；皮损为扁平或稍隆起的局限性角质肥厚斑块，中央厚边缘薄；表面光滑，边界不清，多呈蜡黄色；局部感觉迟钝，多无自觉症状。

治疗鸡眼，较小者可在保护周围皮肤的前提下外用鸡眼膏；位于足跖负重部位行走剧痛、药物治疗无效或屡发感染者，在炎症消退后应行手术切除。胼胝具有一定保护作用，一般无须治疗。除了以上常规的治疗手段，应嘱咐患者日常穿大小合适、质地柔软的鞋，以减少摩擦和挤压。

（李　斌）

瘙痒性皮肤病

39. 如何摆脱瘙痒

瘙痒症是一种仅有皮肤瘙痒而无原发皮肤损害的皮肤病。一般分为全身性和局限性。全身瘙痒症的内因与系统性疾病有关，如尿毒症、阻塞性肝胆疾病、血液病、内分泌疾病、肿瘤等。外因与外界刺激有关，如冬季寒冷皮肤干燥，夏季炎热皮肤多汗；穿着化纤毛织品，使用碱性过强的肥皂，都可促使本病的发生。局限性瘙痒病因有时与全身性瘙痒症相同，如糖尿病即可引起局限性瘙痒也可以引起全身性瘙痒。肛门瘙痒多与前列腺炎、蛲虫病、痔核及肛瘘等有关；阴囊瘙痒常与局部多汗、摩擦、股癣等有关；女阴瘙痒症多与白带、阴道滴虫、真菌病、糖尿病、宫颈癌或性病有关。瘙痒最初可为局限性，继而扩展至全身。常阵发性发作，夜间为重。皮疹无原发性损害，表现为抓痕、结痂、色素改变等，甚至出现苔藓样变、湿疹样变等。

那么，得了瘙痒症我们该怎么办呢？

（1）贴身衣物选择纯棉面料，少吃辛辣刺激性食物或饮酒；洗澡水温控制在 27～30 ℃，提倡 5 分钟短时间沐浴；修剪指甲，避免搔抓。使用润肤剂对抗皮肤干燥。

（2）外用药物可选择抗组胺剂和外用糖皮质激素以及免疫抑制剂等；口服药物可选择抗组胺药物、钙剂等；根据病情可以联合紫外线光疗及中医中药治疗。

（高春芳）

40. 慢性瘙痒中医中药有何妙招

瘙痒是皮肤科的常见症状，具有复杂的病理机制，多见于过敏性炎症性皮肤病，尤以湿疹为典型。局部外用药物为临床主要治疗手段。中医治疗慢性瘙痒具有相当疗效和优势，本着标本兼顾、内外并治、整体与局部相结合的原则，治疗手段多样化，除辨证分型内服治疗外，其他治疗常选用以下方法。

（1）中药外搽：三黄洗剂外涂患处，每天 2～3 次，适合于皮肤潮红、丘疹或少量水疱及流滋，具有清热止痒、收敛消炎作用；青黛膏外搽患处，每日 3 次，适宜皮疹干涸瘙痒，具有滋润保护作用；若皮损干燥脱屑显著或手掌、足底粗糙开裂，夜间可予黛柏湿疹膏或 5％～10％硫黄软膏外搽，再覆以保鲜膜封包，具有清除慢性炎症，促进角质新生功效。

（2）中药水煎外洗：可选用清热解毒、燥湿止痒的中药马齿苋、黄柏、萆草、地肤子、土茯苓、苦参等煎汤外洗并湿敷，尤对缓解皮肤潮红、水疱或伴糜烂、瘙痒显著等症疗效更佳。

（3）中药熏蒸：若见皮疹肥厚，色泽暗沉，干燥脱屑，可予蛇床子、黄精、白鲜皮、生地榆、红花、透骨草等煎汁后置于中药熏蒸机内做全身或局部蒸汽治疗，每次 20 分钟。结束后涂抹保湿润肤剂，可改善皮肤干燥，减轻瘙痒。

（4）穴位注射：对于病程迁延、久治不愈、瘙痒难耐者，也可予以穴位注射丹参注射液、黄芪注射液。常选手三里、曲池、足三里、太冲穴等，每次注药 2 毫升，每周 2 次，4～6 周为 1 个疗程，具有扶正祛邪、避免复发、强身健体及促进皮疹消退等功效。

（李咏梅）

41.　为什么会出现神经性皮炎

神经性皮炎，又称"慢性单纯性苔藓"，是一种皮肤功能障碍性疾病。可能的原因如胃肠道功能障碍、内分泌异常、体内慢性感染灶等；局部刺激如衣领过硬而引起的摩擦、化学物质刺激、搔抓等，均可诱发本病的发生；尤其是精神因素如过度紧张、兴奋、忧郁、疲劳、焦虑、急躁、生活环境的改变以及多吃辛辣刺激性食物也可能引起。

神经性皮炎好发于颈部两侧、项部、骶尾部、踝部，亦见于腰背部、眼睑、四肢及外阴等部位。表现为粟粒至绿豆大小的扁平丘疹，圆形或多角形，坚硬而有光泽，呈淡红色或正常皮色，散在分布。因有阵发性剧痒，患者经常搔抓，丘疹逐渐增多，日久则融合成片，肥厚、苔藓样变。皮损的数目不定，可单发或泛发周身，大小不等，形状不一。自我感觉为阵发性剧痒，夜晚尤甚，影响睡眠。搔抓后可有抓痕及血痂。本病为慢性疾病，症状时轻时重，有诱因后容易复发。

防治神经性皮炎，首先患者要保持乐观的心态，克服烦躁易怒、焦虑不安、失眠等不良精神因素，减少压力，心情放松，注意劳逸结合。局部避免用力搔抓、摩擦及热水烫洗等。不吃刺激性食物，限制酒类，多吃新鲜的蔬菜水果，保持大便通畅，积极治疗胃肠道病变。治疗的目的主要是止痒，系统治疗可选用抗组胺类药物、钙剂等对症止痒；瘙痒严重者可选用镇静剂。局部治疗可选用皮质类固醇激素软膏、霜剂或溶液外用，皮损肥厚者可封包，难治性皮损可予局部皮损内注射曲安奈德注射液。

（高春芳）

42. 什么叫结节性痒疹

结节性痒疹是一种慢性多发性、剧烈瘙痒性皮肤病。结节性痒疹的病因有很多，部分患者在蚊虫叮咬之后发病；与胃肠功能紊乱及内分泌障碍也可能有一定关系；有高血压、糖尿病病史且长期服药的患者在本病比例多；输血、手术等也可诱发本病；神经、精神因素与本病也有关。

结节性痒疹的临床表现为，结节好发于四肢，以伸侧为著，散在孤立。数目不等，可有少数几个，也可多至几十甚至上百个。因为瘙痒比较剧烈，能看到因搔抓引起的表皮剥脱、抓痕、结痂甚至血痂。部分患者皮疹此起彼伏，瘙痒剧烈者影响睡眠，长期不愈，严重影响其生活质量。

平时应注意预防蚊虫叮咬，涂抹润肤剂改善干燥肤质，修剪指甲，避免搔抓等。治疗方法包括局部外用糖皮质激素、口服抗组胺药、糖皮质激素封包或局部注射。根据病情还可结合物理治疗，如液氮冷冻、紫外线光疗等。

（高春芳）

43. 皮肤上密集的痒性肉疙瘩是什么

"医生，请您帮我看看，小腿上的疙瘩是啥病？痒得很难受。"一位70岁的老阿伯撩起裤腿给我们看。他外用过很多药物，擦上去也不怎么管用，另一条腿上也有类似蟾蜍皮样密集的痒性肉疙瘩。

老阿伯得的这种皮肤病医学上叫原发性皮肤淀粉样变病，属于一种代谢障碍性皮肤病，指淀粉样蛋白在皮肤真皮内沉积，而无其他器官受累。淀粉样蛋白是一类在生化上不相关蛋白质的总称，因它们都具有类似淀粉的化学反应（如碘染色呈阳性反应）而得名。这种病不会传染，但是它分很多类型。临床表现有淀粉样变苔藓、斑状淀粉样变病、结节或肿胀型皮肤淀粉样变病、皮肤异色病样淀粉样变病、摩擦性皮肤淀粉样变病和大疱性淀粉样变病等多种类型。

皮肤淀粉样变病的诊疗包括：

（1）诊断方面：建议去正规的医疗机构，找皮肤科医生就医，接受规范的诊疗。

（2）护理方面：沐浴时，患处仅限清水简单冲洗，严禁热水烫洗，避免使用肥皂、沐浴液等清洗剂，避免搔抓；养成每日多次外涂皮肤屏障修复类的医学护肤品的习惯。

（3）治疗方面：在瘙痒顽固剧烈的时候，可以口服抗组胺药止痒，外用强效糖皮质激素制剂局部外涂或封包。对于结节型皮肤淀粉样变病，可以选用冷冻或者二氧化碳激光治疗，也可以用辅助窄波紫外线光疗等。

（宋宁静）

丘疹鳞屑及红斑性皮肤病

44. 银屑病治疗应注意什么

银屑病治疗的目的在于控制病情;减缓向全身发展的进程;减轻红斑、鳞屑、局部斑片增厚等症状;稳定病情,避免复发;尽量避免不良反应;提高患者生活质量。要完全清除皮损通常是不现实的。银屑病有多种治疗方法,如外用药物治疗、内服药物治疗及物理疗法,应遵循正规、安全、个体化的治疗原则。外用药物治疗仍然为银屑病治疗的主要方法。

治疗中应注意以下三点:

(1) 尽量避免各种诱发因素,精神放松。

(2) 寻常型银屑病对身体健康危害不大,切不可盲目追求彻底治疗而采用可导致严重不良反应的药物,如全身使用皮质激素、免疫抑制剂等。

(3) 对处于进展期的银屑病应外用温和药物,禁用刺激性强的外用药物。

(史玉玲)

45. 头皮银屑病该如何进行日常护理和治疗

头皮是银屑病患者最常见的受累部位。2010 年中国银屑病流行病学调查显示,75％的银屑病患者头皮受累,超过 50％的银屑病患者初发部位是头皮。头皮银屑病由于大量的鳞屑和严重瘙痒,严重影响患者的外观和生活质量。因此,正确的头皮护理和治疗是至关重要的。

首先要勤洗发,保证每日洗发一次,可以及时清除不断产生的鳞屑,减少鳞屑的蓄积。建议选用去头皮屑的洗发水,研究认为头皮银屑病和糠秕孢了菌有很大的关系,故建议选用酮康唑洗剂或复方酮康唑洗剂洗发。其次,在头皮银屑病治疗用药前,第一步是软化并清除银屑病斑块上的鳞片,以便局部用药更好地吸收和发挥疗效。可以选用橄榄油或麻油浴帽夜间封包,第二天早晨洗发软化清除鳞屑。目前治疗银屑病的外用药物主要有卡泊三醇搽剂、卡泊三醇倍他米松凝胶,皮肤类固醇激素的酊剂或醑剂(曲安奈德溶液或地丙醑)、吡硫翁锌气雾剂,对头皮银屑病的治疗均有一定的作用。

(史玉玲)

46. 银屑病生物制剂治疗的适应证是什么

银屑病是一种免疫介导的慢性炎症性皮肤疾病,病因至今尚不明确。有众多传统治疗方法可供选择以治疗银屑病,但通常情况下效果有限,或长期使用具有显著毒性。生物制剂是近 20 年来新兴的银屑病治疗药物,其适应证主要是对其他系统性治疗如阿维 A、环孢素、甲氨蝶呤和光疗无应答、有禁忌证或者不耐受的中、重度慢性斑块型银屑病成年患者以及银屑病关节炎患者。

而现在不同国家获准使用的部分生物制剂包括英利西单抗(Infliximab)、阿达木单抗(adalimumab)、依那西普(Etancercept)、优特克单抗(Ustekinumab),IL - 17A 的单克隆抗体(secukinumab 和 ixekizumab)以及刚刚上市的 IL - 17R 单克隆抗体(Brodalumab)在银屑病的治疗中显示不同疗效,同时这些生物制剂使用过程中不伴有银屑病传统药物治疗的剂量限制性器官毒性。目前 FDA 批准上市的用于斑块型银屑病和银屑病关节炎的生物制剂有如下几种。

(1) 英利西单抗:是一种人/鼠嵌合性单克隆抗体。该药与肿瘤坏死因子- α(TNF - α)结合,阻断 TNF - α 与其细胞表面受体结合从而发挥作用。

(2) 阿达木单抗:是一种可以与 TNF - α 特异性结合的重组全人源 IgG1 单克隆抗体。TNF - α 作为一种促炎细胞因子,在银屑病的发病中具有重要作用。

(3) 依那西普:重组 Ⅱ 型肿瘤坏死因子受体-抗体融合蛋白,一种由人 p75TNF 受体与人 IgG1 的 Fc 部分组成的融合蛋白。该药阻断 TNF 与 TNF 受体的结合,从而阻断 TNF 的作用。

(4) 优特克单抗:可与人 IL - 12 及 IL - 23 上共有的 p40 亚单位高亲和性结合,因此可防止其与 T 细胞、自然杀伤细胞以及抗原提呈细胞表面表达的 IL - 12 受体 β_1(IL - 12Rβ_1)结合。

(5) Secukinumab:可以与参与炎症的一种蛋白-白介素(IL - 17A)绑定在一起。通过与 IL - 17A 绑定,Secukinumab 能够阻止 IL - 17A 与其受体绑定,从而抑制这种蛋白诱发在斑块状银屑病发病中起到重要作用的炎症应答能力。

(6) Ixekizumab:通过抑制 IL - 17 而发挥作用,用于治疗成人中度至重度块型银屑病。

（7）Brodalumab：是一种 IL-17 受体的抑制剂，能选择结合 IL-17 受体并阻止其与 IL-17A、IL-17F 及其他类型 IL-17 的结合，抑制银屑病相关炎症应答反应。

（史玉玲）

47. 银屑病能否根治

银屑病是没有传染性的，只是有一定的遗传概率，如果患者家中出现多个有血缘关系的银屑病患者，人们通常会误以为他们是互相传染引起。门诊接触到的很多患者因怕传染家人，常常自我隔离，游泳及洗浴场所也禁止患者入场。炎热的夏季他们也穿长衣长裤，他们不愿意让他人看到皮疹，唯恐受到歧视。这些情况给患者造成巨大精神压力，由于银屑病治疗病程长，易反复发作，多数患者会长期处于精神紧张和过于敏感状态，引发抑郁、焦虑等情绪变化，在一定程度又加重了病情。

现代科学研究已经证实，银屑病是在多基因遗传素质的基础上，由内外多重因素诱发的自身免疫性炎症性皮肤病。因此，银屑病治疗仍是当今世界医疗难以攻破的一大难题，虽然多年来研究人员对银屑病进行了不懈的探索，但到目前为止仍无法根治，这很无奈，但却是客观事实。很多患者，由于病情迁延反复，心情烦躁焦虑，怨天尤人，到处寻找根治的方法，关心各种小广告，轻信各种偏方或祖传秘方，病急乱投医。一些不正规的医疗机通过网络报纸宣传其能够彻底"根治"银屑病，甚至使用一些不规范的治疗方案，给患者带来了沉重的经济负担以及长期的危害。银屑病患者应该加强自我保护意识，信息时代更加要求我们要用科学的态度来分辨身边的虚实真伪，谨防被误导。

我们知道，寻常型银屑病本身对健康并无太大影响，但有些治疗药物却可能严重损害患者健康，甚至危及生命。这方面曾有过血的教训，20 世纪 60 年代使用的白血宁、乙双吗啉等曾引发多起死亡和恶性肿瘤的发生。目前我们仍可见到很多患者由于治疗不当而诱发的红皮病型银屑病或脓疱型银屑病，这两种特殊类型的银屑病常常并发肝、肾等系统损害，亦可因继发感染、电解质紊乱而危及生命。究其原因是大家对此病缺乏一个正确的认识。我们要认识到：银屑病是一种慢性反复性皮肤病，患者要放下思想上的包袱，调整好心态，要有与它长期和平共处的心理准备，把它看成如同高血压、糖尿病一样的慢性病，以控制病情为主，不必过分关注，也不要过度的治疗。美国医生特鲁多的墓碑上有一句名言："有时是治愈，常常是安慰，总是去帮助。"用这个观点来评价银屑病治疗再恰当不过。因此，对于银屑病一定要走出过度治疗的误区，尤其不能采取疾风暴雨式的治疗，应该和风细雨，谨防乱治。

银屑病彻底治愈仅仅是患者的良好愿望，不要有不切合实际的期待。目前治疗银屑病的方法很多，目的在于综合利用各种手段，去除疾病的触发因素，选择最佳的治疗方案，维持病情的稳定。在病情缓解阶段，注意调节自己的生活，尽量去除诱发因素，避免复发和加重。

（史玉玲）

48. 扁平苔藓如何治疗

扁平苔藓，是一种发生于皮肤、黏膜的慢性炎症性疾病，其典型皮损为散在或融合性多角形暗红色到暗紫红色丘疹，好发于四肢的屈侧，黏膜常受累，瘙痒明显。病因尚不清楚，免疫（主要是细胞免疫）、遗传、病毒感染（丙型肝炎病毒）、神经精神因素、某些药物等可能与本病的发生及加重有关。扁平苔藓目前尚无有效的治疗方法，多采用综合治疗，主要是全身治疗、局部治疗和物理治疗。

（1）全身治疗：常用的内服药物有六类。①皮质激素：对泛发、严重的患者，口腔黏膜溃疡及进行性甲损害，可用皮质激素治疗；②抗组胺药：主要为镇静、止痒；③氨苯砜：对黏膜损害，有溃疡者疗效较好；④维 A 酸类：对肥厚的皮损有效；⑤氯喹及羟基氯喹：对激素不敏感或顽固患者；⑥免疫调节剂及免疫抑制剂：对顽固难治者，小剂量用药。

（2）局部治疗：主要包括四种。①局部封闭：如糖皮质激素＋普鲁卡因局部注射，对肥厚皮损较好；②病损局部可外用含皮质激素的软膏，必要时封包治疗；③外用 0.1% 或 0.05% 维 A 酸软膏；④糜烂性口腔损害可用利多卡因漱口以缓解症状。

（3）物理治疗：主要有冷冻、黑光／窄波紫外线照射等，根据病情酌情选用。

（史玉玲）

49. 玫瑰糠疹是性病吗

玫瑰糠疹是一种自限性炎症性皮肤病，一般持续6～8周即可自愈。病因不明，可能与病毒感染有关。很多患者在发疹之前通常会咽喉疼痛、头痛，甚至是发热等症状，这时候患者抵抗力下降，不久后玫瑰糠疹的疹子便出现了，所以患者有不适症状时应该及时去医院检查治疗。

此病发病也有一定的规律性，春秋季节多发，多累及中青年。最初损害是在躯干或四肢部位出现直径 1～3 厘米大小的玫瑰色红斑，有细薄的鳞屑，称为前驱斑，因为数量比较少，很容易被患者忽视，造成疾病的进一步蔓延。病程经 1～2 周以后在躯干与四肢相继出现大小不等的淡红色斑片，斑片大小不一，直径 0.2～1 厘米大小，常呈椭圆形，斑片中间有细碎的鳞屑，而四周圈状边缘上有一层游离缘向内的薄弱鳞屑，斑片的长轴与肋骨或皮纹平行，可伴有不同程度的瘙痒。少数患者的皮损仅限于头颈部或四肢部位，也有少数患者开始皮损为红色丘疹，逐渐互相融合成斑片，这类患者常有剧痒，称为丘疹型玫瑰糠疹。另有一类患者，发病急骤，无前驱斑，多在下腹部或大腿内侧出现大片红色斑片或斑丘疹，有剧痒，损害迅速扩至躯干与四肢，这些损害渐渐在中央部位出现结痂性损害，痂皮脱落而呈玫瑰糖疹样皮损。这类患者可能是自身敏感性反应所引起，故称之为玫瑰型自身敏感性皮炎。因此，玫瑰糠疹是一种皮肤病，与性病之间没有必然联系。

（汪五清）

50. 玫瑰糠疹为什么要做性病相关检查

很多患者否认自己在外拈花惹草，夫妻生活也很注意，根本不会得什么性病，因此对医生提出有关性病的相关检查疑惑不解。下面就仔细和大家介绍一下有关玫瑰糠疹首要的鉴别疾病——梅毒。

梅毒是由梅毒螺旋体引起的一种慢性传染病，对人体危害极大，可侵犯全身各个组织器官或通过胎盘传播引起死产、流产、早产和胎传梅毒。尤其是二期梅毒可表现为玫瑰糠疹样皮疹，因此玫瑰糠疹的成年患者，应该需要做排除梅毒相关检查。目前常用的方法是梅毒螺旋体抗原血清试验和非梅毒螺旋体抗原血清试验，初次检查两种方法同时进行，同时阳性结合临床表现才能确诊梅毒。

不管患有何种疾病都应该遵循早期发现、早期治疗的原则，玫瑰糠疹虽然作为一种具有自愈倾向的疾病，往往被很多患者忽视，因此错过了最佳治疗时机，导致病情加重，增加了后期治疗的难度，给患者的生活带来了极大的烦恼。因此，玫瑰糠疹同样需要患者积极配合治疗。

（1）一般治疗：在急性期禁忌热水洗烫，避免剧烈运动，尽量不用肥皂和沐浴露，禁用刺激性较强的外用药。临床上见到许多患者由于局部护理不当使病情加重，延长病程，或转变成自身敏感性皮炎。

（2）抗组胺药物：瘙痒明显的患者可适当口服抗组胺药物，例如左西替利嗪片、氯雷他定片、咪唑斯汀缓释片等。

（3）外用药治疗：可采用炉甘石洗剂每日 3～4 次外涂。

（4）中医中药：治疗原则是清热凉血，祛风止痒，一般用凉血消风汤有效。轻型患者可用紫草水煎服，每日一次有效。

（5）窄谱紫外线照射(UVB)：急性炎症期过去后，采用紫外线斑量照射能促进皮损的消退，对玫瑰糠疹很有帮助，但应在皮肤科医生的监视下进行。

此外，患者在日常生活中应注意饮食营养均衡外，适当锻炼身体，提高免疫力，增强体质。

（汪五清）

51. 孩子脸上长白斑是"虫斑"吗

单纯糠疹是儿童比较常见的一种皮肤病，而且多在干燥季节、日晒以后发病，冬春季多见，夏秋后消退。好发于儿童的面部，也可发生于颈、肩、上臂等处。一般为硬币大小，表面干燥，上面覆盖有少许灰白色细小的鳞屑，看上去较周围的肤色稍浅。一般无自觉症状，可自行消退，但易复发。由于发病原因不明，很多家长将孩子脸上出现硬币大小的淡白色斑块认为是肚子有虫，长"虫斑"了，盲目地给孩子驱虫，结果耽误了治疗。其实，这是一个误区，单纯糠疹与肠道寄生虫并没有太大的关系，可能与皮肤干燥及风吹日晒等外界因素有关。

近年来，有研究发现，单纯糠疹的发生与人体微量元素，比如锌存在着一定的关系，还可能与营养不良、维生素缺乏或太阳曝晒等有关。机体缺乏维生素使得机体代谢失去平衡，免疫力下降，各种病毒、细菌会乘虚而入。春季日光增强时，人们户外活动逐渐增加，加上春天皮肤相对比较干燥容易诱发单纯糠疹的发生。这种病对孩子的生长发育没有影响，皮疹可自行消退，不需要特殊治疗。平时应避免过度清洗，可以口服复合维生素 B，适当外涂润肤霜，局部可以涂擦 5％硫黄软膏或儿童用的激素类霜剂，并注意外出防晒，及时给肌肤补充水分。对于单纯糠疹的儿童,切勿一味地当成"虫斑",以为是有蛔虫或其他肠道寄生虫而盲目地进行驱虫。建议做一个全血微量元素的检测,根据病因进行对症治疗。此外,在平日饮食上,父母要教育孩子均衡膳食,荤素粗细搭配要合理,多食含有维生素的食物,积极纠正偏食。

（汪五清）

自身免疫性皮肤病

52. 如何早期预测皮肌炎患者的预后

皮肌炎(DM)是以皮肤、肌肉和小血管的炎症为特征的疾病。临床常见面颈部红斑,上眼睑浮肿,眼周淡紫红色斑——"皮肌炎眼镜",可有毛细血管扩张,红斑有时融合成蝴蝶形,很像红斑狼疮(SLE)。上述皮损可累及肩部、颈前、头皮、额部、上胸前 V 字区(V 征)等。掌指关节或指指关节伸侧红斑、丘疹(可伴有萎缩、色素减退和毛细血管扩张)——戈特隆(Gottron)丘疹或 Gottron 征;肌痛和肌无力,以四肢近端肌最为明显。随着皮肤科和风湿科医师的努力,患者因肌无力而引起的死亡已经很少见。目前导致皮肌炎患者住院和死亡的重要原因是伴发的肺间质病变(ILD),会导致更严重的肺纤维化和肺动脉高压,甚至呼吸衰竭,严重威胁患者的健康。一些患者常会发生不可预测且致命性的急性发作,至今尚无有效的防治措施。

目前,皮肌炎中肺间质病变相关的血清标记物可以作为早期诊断参考,主要有:

(1) MDA5(黑色素瘤分化相关蛋白 5):在亚洲,无肌病皮肌炎(ADM)多发,特点为有典型的 DM 皮损而无肌炎的客观体征。临床无肌病性皮肌炎(CADM)常发展为急性进行性肺间质病变(RP - ILD),对诊断 CADM 或 RP - ILD 很有意义。抗 MDA5 抗体阳性的 DM 患者易出现皮肤溃疡、Gottron 丘疹、肌无力、RP - ILD、纵隔气肿等;提示皮肌炎预后不良,发展为致死性肺间质病变风险增加。抗 MDA5 抗体在 CADM 合并 ILD 的恢复期消失,并提出联合抗 MDA5 抗体和血清铁蛋白、IL - 18 评价 DM 的预后更科学。

(2) KL - 6(Krebs von den Lungen-6):是高分子量糖蛋白,主要表达于 Ⅱ 型肺泡上皮细胞和细支气管上皮细胞,作为诊断 ILD 有重要价值的血清学指标。

(3) SP - D(肺表面活性蛋白 D):多数 ILD 是由肺内 T 淋巴细胞和自身抗原引起的炎症反应造成肺泡上皮细胞(AEC)的损伤引起。研究表明,同时检测

SP－D和KL－6可提高诊断DM－ILD的灵敏度。

（4）Jo－1抗体：抗氨基酰tRNA合成酶抗体，抗合成酶综合征是以肌炎、雷诺现象、关节炎和技工手为特点的，常并发严重的ILD。

（王　强）

—— 专家简介 ——

王　强

王强，复旦大学附属中山医院皮肤科副主任医师、副教授，上海市医学会皮肤科专科分会委员，国家自然科学基金委员会、上海市科委评审专家，获国家发明专利1项。

擅长对结缔组织病、过敏性皮肤病和性病的诊治。

53. 红斑狼疮患者如何进行膳食管理

对于红斑狼疮（SLE）患者，在饮食方面需要注意做好膳食管理，对于病情的恢复能起到很好的辅助作用。饮食清淡为主，均衡摄入三大营养物质，多食新鲜蔬菜、水果，补充维生素、矿物质，维持电解质平衡，戒烟、限酒。

（1）碳水化合物：应严格控制每日摄入的面类、谷类和甜类食物，由于SLE患者长期应用激素，食欲较强，容易导致"库欣综合征"发生，以及易诱发激素性糖尿病，做到少吃一口饭。

（2）脂肪类物质：低脂、易消化食物，炒菜时控制食用油。

（3）蛋白质：根据病情摄入足够的优质、易消化的蛋白质，如鸡蛋、牛奶、鱼和瘦肉等，尤其在有狼疮性肾炎和低蛋白血症的患者，更应该补充，一般主张食补，不建议补充"蛋白粉"。

（4）低盐饮食：由于SLE患者需要长期应用激素，容易造成水、钠潴留而导致水肿、高血压，因此饮食不能太咸，吃时加盐，最好用生晒盐。炒菜时不加盐、味精、鸡精等。

（5）补充钙、钾：适时补充一些含钙、钾的食物，如虾皮、芝麻酱、奶酪、芥菜、紫菜、海带、黑木耳、黑豆、高钙奶和海参、香蕉、菠菜、桂圆等。

（6）避免食用增强光敏性的食物：如黄泥螺、香菜、芹菜、蓬蒿菜、豆荚、紫云英、茴香、野菊、黄花蒿、无花果、柑橘、柠檬、酸橙、野生油菜、芥菜、灰菜、甜菜、苋菜、木耳、香菇和一些贝壳类的海鲜。

（7）避免食用或外用的中药材：主要有补骨脂、白蒺藜、斑鸠菊、紫草、白芷等。

（8）避免使用能诱导药物性狼疮的西药：如肼屈嗪、普萘洛尔、氯丙嗪、D-青霉胺、苯妥英钠、青霉素、磺胺类药物等。

（9）避免选用一些含雌激素的药物和食品：胎盘、蜂皇浆、哈士蟆、脐带等，因为红斑狼疮的发生发展与雌激素有关。

（王　强）

54. 天疱疮是怎么回事

天疱疮是累及皮肤和黏膜的慢性、复发性、严重的表皮内大疱性皮肤病。病因尚不完全清楚，目前认为是自身免疫性疾病，因此不具有传染性，好发于30～50岁，无明显性别差异。

天疱疮主要分为寻常型、增殖型、落叶型和红斑型4型。

（1）寻常型天疱疮：最常见，好发于口腔、胸、背、头面部，严重者可泛发全身。60％患者初发的损害仅表现在口腔或外生殖器的黏膜，可见水疱和糜烂，4～6个月后才出现皮肤损害。典型皮损为在皮肤外观正常或红斑基础上发生的水疱，但往往由于疱壁薄易破溃形成糜烂面。用手指摩擦患者的正常皮肤，出现红色的糜烂面；或者轻推松弛性水疱的疱壁边缘，水疱可在正常皮肤上移动，这种现象医学上称为尼氏征阳性。另外，皮疹表面可出现较多渗液，容易继发感染。

（2）增殖型天疱疮：是寻常型天疱疮的亚型，主要发于腋窝、乳房下、腹股沟、外阴及肛周等摩擦部位，水疱破溃后在糜烂面上逐渐出现乳头状的增殖性损害，皮肤变厚，边缘常有新生的薄壁水疱。

（3）落叶型天疱疮：好发于头面及胸背部，也可泛发全身，一般口腔及外阴黏膜不会有疱。水疱十分浅表，易破，出现红色糜烂面，其上覆有黄褐色、油腻性、疏松的剥脱表皮、痂和鳞屑，如落叶状，痂下分泌物被细菌分解可产生臭味。

（4）红斑型天疱疮：是落叶型天疱疮的亚型，好发于头面及胸背部等皮肤油脂比较多的部位，而身体其他部位很少累及，渗出、鳞屑和结痂较轻。

大疱疮的全身症状往往不明显，局部可有疼痛或瘙痒感。寻常型和落叶型天疱疮在急性期可伴有发热、畏寒、食欲减退等表现。在临床诊治过程中如怀疑是天疱疮，应尽快转到三级甲等医院的皮肤病专科进行皮肤病理和免疫荧光的检查，以期早期诊断、早期治疗，迅速控制病情。治疗的一线药物是糖皮质激素，正确使用适当剂量的糖皮质激素可在短期内获得疗效,使疾病得到缓解。必要时需与免疫抑制剂联合应用以及在此基础上加用大剂量静脉用免疫球蛋白、血浆置换疗法,最终达到临床治愈的目的。支持疗法也很重要,可给予高蛋白质、高维生素饮食,并注意维持水、电解质平衡。局部护理要求保持局部清洁、保护创面,可使用抗生素软膏治疗或预防感染;渗出较多的部位予生理盐水或利凡诺溶液(乳酸依沙吖啶)湿敷;对皮损广泛者可外用油纱布敷贴,遮盖糜烂面;对于松弛未破的水疱,应抽取疱液,但不应剪除疱壁,因疱壁在局部可起一定的保护作用。

（潘　萌）

血|管|性|皮|肤|病|

55. 患过敏性紫癜已三个月能治愈吗

过敏性紫癜是一种较常见的微血管变态反应性出血性疾病,通常呈自限性,大多数在 1～2 月自行缓解,但少数患者可转为慢性,反复发作。其病因有感染、食物过敏、药物过敏、花粉、昆虫咬伤等所致的过敏等,但过敏原因往往难以确定。

过敏性紫癜在儿童及青少年较多见,男性较女性多见,起病前 1～3 周往往有上呼吸道感染史。表现为皮肤瘀点,多出现于下肢关节周围及臀部,紫癜呈对称分布、分批出现、大小不等、颜色深浅不一,可融合成片,一般在数日内逐渐消退,但可反复发作。为防止复发,患者治愈后应坚持巩固治疗一段时间,关键在于注意休息,预防感冒,饮食清淡,避免剧烈运动。

(曹　华)

56. 结节性红斑对患者的危害大吗

结节性红斑是一种常见的由于血管炎所引起的结节性皮肤病,常见于小腿伸侧的红色或紫红色疼痛性炎性结节,青年女性多见,病程有局限性,易于复发。

发病前有感染史或服药史,皮损突然发生,为双侧对称的皮下结节,自蚕豆至核桃大不等,数目达 10 个或更多,自觉疼痛或压痛,中等硬度。结节性红斑不同时期症状不同:早期皮色淡红,表面光滑,轻微隆起,几天后,颜色转暗红或青红,表面变平。3～4 周后结节逐渐消退,留暂时色素沉着,结节始终不发生溃疡。皮损好发于胫前,也可见于大腿、上臂伸侧及颈部,少见于面部。慢性结节性红斑不同于急性结节性红斑的特征,其常发生在老年妇女,皮损为单侧,若为双侧,则不对称,除关节痛外,不伴有其他全身症状。结节不痛,且比急性结节性红斑软。

(曹　华)

57．色素性紫癜性皮肤病是怎么引起的

色素性紫癜性皮肤病是一组由淋巴细胞介导的红细胞外渗所致的疾病，包括进行性色素性紫癜性皮病、毛细血管扩张性环状紫癜及色素性紫癜苔藓样皮炎。多见于中老年人，与长期站立、持重物、静脉曲张等因素有关。穿静脉曲张袜或长筒弹力袜，平时休息时注意抬高下肢。此病不会影响全身健康，但也不会很快消退。

（曹　华）

皮｜肤｜附｜属｜器｜疾｜病

58. 酒渣鼻是如何形成和发病的

酒渣鼻是一种发生于鼻、面中部，以红斑丘疹及毛细血管扩张为主要表现的慢性疾病，发疹部位皮肤潮红。多见于 30～50 岁的中年人。女性多于男性，但严重病例一般多见于男性。酒渣鼻的发病机制：一是可能在皮脂溢出的基础上，由于感染和冷热刺激等因素造成颜面血管运动神经失调，毛细血管长期持续扩张而形成。二是可能毛囊蠕形螨在发病中起重要作用，酒渣鼻患者中蠕形螨感染率较面部健康者明显升高，螨虫通过自身酶分解上皮蛋白及皮脂为其生存提供营养物质，其分解产物可导致毛囊周围的炎症反应。而皮损区毛细血管扩张，血流增加又可加重螨虫入侵和繁殖。

由此可见，酒渣鼻发病与毛囊虫感染、皮脂溢出、血管异常等有关。另外，日晒，嗜酒、辛辣食物刺激，高温及寒冷刺激，情绪激动、内分泌障碍等均可促使其发病。

（边风华　张慧敏）

59. 酒渣鼻如何分型及治疗

(1) 酒渣鼻分三型。

1) 红斑毛细血管扩张型：颜面中部，特别是鼻尖部出现红斑，起初时起时消，为暂时性，寒冷、饮酒，进食辛辣刺激性食物及精神兴奋时，红斑更为明显。以后红斑持续不退，并伴有毛细血管扩张，细丝状如树枝分布。

2) 丘疹脓疱型：在红斑基础上出现毛囊性丘疹或小脓疱，毛细血管扩张更为明显，纵横交错皮色由鲜红变紫褐，病程迁延数年不愈，极少数最终发展成鼻赘型。

3) 鼻赘型：多为病期长久者，可见鼻部结缔组织增生，皮脂腺异常增大以致鼻尖部肥大，形成大小不等的结节状隆起。且皮肤增厚，表面凹凸不平，毛细血管扩张更明显。从红斑期发展到鼻赘期需数十年，仅见于少数患者，几乎均为

40 岁以上男性。

（2）酒渣鼻治疗及护理方法如下。

1）外用药物：主要抑制皮脂分泌、杀菌杀螨减轻炎症，可选用复方硫黄洗剂、过氧化苯甲酸乳膏、维 A 酸制剂、林可霉素凝胶、甲硝唑霜等，避免使用糖皮质激素制剂。

2）内服药物：自主神经功能不稳定，女性在经前期、经期面部阵发性潮红的可服用谷维素、中药清热养阴及舒肝解郁制剂；镜检毛囊虫较多患者，可口服甲硝唑；炎症明显者，可服用米诺环素或多西环素；以上治疗效果不佳、丘疹脓疱型、鼻赘型、爆发型患者可服用维 A 酸类药物治疗。

3）酒渣鼻划痕术：主要用于持续性红斑、毛细血管扩张和鼻赘型。用五刀手术刀在鼻中部作竖横斜交叉网状的划痕切割，鼻赘型者按照患者病前的鼻型切除肥大增生的组织，然后作上述划痕切割。

4）其他疗法：光动力疗法、强脉冲光、脉冲染料激光可以去除毛细血管扩张。

5）日常护理：去除病灶，纠正肠胃功能，忌酒及辛辣食物，保持大便通畅，避免过冷过热的刺激及情绪波动等。注意劳逸结合，避免长时间的日光照射。

（边风华　张慧敏）

60.　"鬼剃头"是怎么回事

有些人早晨醒来或者理发时，突然发现头顶部有一个明显的脱发区，内心非常恐慌，以前这种疾病难以得到较好的解释，民间就将这种现象与封建迷信联系起来，称之为"鬼剃头"，其实医学上真正的术语是斑秃。

斑秃表现为头部突然发生的圆形或椭圆形、非瘢痕性的斑片状的脱发，通常患者并没有主观不适症状。由于人类的头发较长，常常将脱发区域掩盖住，或者发生于头顶、枕部而难以发现，因此患者常常在理发或梳洗时无意中被他人发现，而自己没有察觉，即便就诊也难以明确描述开始脱发的时间。斑秃的初诊患者占皮肤科门诊的 2％，男女均可受累，可以在任何年龄阶段发病。通常表现为椭圆形或圆形的脱发斑片，大小不一，数量不等。脱发区域的皮肤外观正常，表面光滑发亮，无鳞屑。斑秃进展不一，可以进一步发展并融合成更大的斑片，甚至累及整个头皮，称为全秃；少数患者甚至可累及胡须、眉毛和体毛，则称为普秃。多数患者能自愈，但也有反复发作或边脱边长的现象。

斑秃还常伴有指甲的病变,表现为甲凹陷、沟槽、斑点等,可以在单个或多个指甲出现,明显的指甲营养不良常与脱发的严重度成正比。斑秃还常伴发过敏性疾病,如过敏性鼻炎、遗传过敏性皮炎、哮喘和荨麻疹等;还可以同时出现自身免疫性疾病,如桥本甲状腺炎、白癜风、溃疡性结肠炎、恶性贫血等;另外在一些遗传性疾病如唐氏综合征等也常见到斑秃。所以许多专家认为,斑秃并不是一个单纯性的疾病,很可能与整个机体的紊乱有关。

患了斑秃以后不必惊慌失措,应尽早去医院明确诊断。大部分斑秃是可以治愈的。平时要解除精神负担、心情开朗、生活规律,同时保证充足的睡眠。不要相信什么"鬼上身""鬼剃头"等毫无根据的谣言,要相信科学,用正确的方法治疗斑秃。

(杨勤萍)

—— 专家简介 ——

杨勤萍

杨勤萍,主任医师,博士研究生导师,复旦大学附属华山医院皮肤科副主任。上海市医学会皮肤科专科分会副主任委员,上海市医学美学与美容专科分会副主任委员,中国中西医结合皮肤性病学分会委员兼秘书。

主要致力于毛发疾病诊治和常见皮肤病的中西医结合治疗。

61. 斑秃是怎样发生的

斑秃的具体病因尚不完全清楚,可能与遗传因素、自身免疫、感染或精神应激等因素有关。目前比较多的专家认为斑秃属于一种自身免疫性疾病,是由炎症细胞介导的、器官特异性的疾病,与免疫系统的失调有关。临床上发现斑秃常伴发许多自身免疫性疾病,如甲状腺疾病、恶性贫血、银屑病、白癜风等,应用糖皮质激素可使脱发过程逆转,部分伴有自身组织抗体阳性的患者,经激素治疗后抗体转阴。大量证据表明,在斑秃的发病机制中,细胞介导的免疫过程发挥重要作用,病变区域真皮乳头上部的基质细胞损伤或人类白细胞抗原(HLA)中的某一抗原刺激了自身免疫过程,打破了正常的毛囊动力学,使毛囊过早进入休止期,从而不能产生正常的毛发。

另外,许多研究还发现精神因素也在斑秃的发病中起着重要的促发因素,比如考试所带来的精神紧张、抑郁导致情绪的大起大落,还有家庭环境都可以影响疾病的发生和发展。高级神经中枢的功能障碍，可以引起皮质下中枢及自主神经功能失调，使毛乳头血管痉挛，毛发营养障碍而导致脱发。

（杨勤萍）

62. 为什么朋友的斑秃不治疗也能好，我吃药也长不出来头发呢

斑秃的临床表现是多种多样的，为了便于评估病情严重程度以及预后，根据斑秃的形态将其分为以下五种类型。

（1）单片斑秃：表现为头皮单个的脱发区，局部头皮较光滑，表面无鳞屑，边界较清晰，这是临床上最常见的类型，预后较好。

（2）多发性斑秃：表现为头皮同时可见到数个大小不一的脱发斑片，随着疾病的进展，脱发区可互相融合并呈不同的形状，这种类型的脱发在临床上也是非常多见的，一般来说要比单片斑秃严重，恢复较慢。

（3）匐行性斑秃：多见于儿童，通常好发于发际处，特别是枕部和颞部呈条状或带状，恢复亦缓慢，预后较差。

（4）全秃：表现为头发全部或几乎全部脱落，多见于青少年，治愈率不高。

（5）普秃：除了头发，还可累及眉毛、胡须、腋毛和体毛，治愈率更低。

斑秃的病程可分为进展期、静止期和恢复期。在进展期，头皮不断有新发的脱发斑片，并逐渐扩大，境界清楚，边缘处头发松动，易于拔出（拔发试验阳性），拔出的头发在显微镜下可观察到毛干近端萎缩，呈上粗下细的感叹号样，常称之为"感叹号"样发；而在静止期，脱发区域不再扩大，拔发试验转为阴性；多数患者在发病后3～6个月进入恢复期，局部可见新生头发，最初为柔软纤细、色素缺乏的毳毛，之后逐渐增粗变黑恢复为正常头发。

需要注意的是，斑秃是否伴发其他疾病，尤其是病情严重和病程迁延的病例。斑秃易与遗传过敏性疾病伴发，包括过敏性鼻炎、过敏性皮炎，哮喘和荨麻疹等；亦可伴发某些自身免疫性疾病，如桥本甲状腺炎、白癜风、溃疡性结肠炎、自身免疫性贫血、系统性红斑狼疮、类风湿性关节炎、硬皮病等。一些斑秃患者还可发生晶状体改变（如散光、白内障）及视网膜病变等。

斑秃的治疗目前主要包括局部外用糖皮质激素、2％～5％米诺地尔，口服复方甘草酸苷、胸腺肽、锌制剂、维生素以及中药。重症或上述治疗无效的患者可能需要在医生的指导下系统应用糖皮质激素和免疫抑制剂。也有应用准分子激

光或黑光(PUVA)等光疗的报道。然而,对于一些病情顽固、容易复发或发病年龄较小的病例,目前仍缺乏疗效确切而满意的治疗手段。

(杨勤萍)

63. 头皮屑多是病吗

健康的头皮,在正常每周洗发 2～3 次情况下,是不会有头皮屑的。头皮屑多最常见的原因是"头皮脂溢性皮炎",它是有一种名字叫糠秕孢子菌的真菌在头皮过多繁殖引起的头皮炎症疾病,这种真菌正常有少量存在于头皮部位定植时,不引起疾病。但当该菌大量繁殖时,产生头皮瘙痒,有米粒大小丘疹,抓破后有少许黏液,最主要是头皮脱糠样鳞屑,即使在刚刚洗完头皮的第二天也是如此。治疗方法:到药店购买二硫化硒洗剂,每周两次,就像应用洗发香波那样洗发即可,用该药洗发,就不用洗发香波了,因为其本身就是洗发香波加药物构成的。当然局部头皮屑多而不是整个头皮的头皮屑多的时候,还有可能是其他皮肤病,如头癣、石棉样糠疹等,必要时去医院皮肤科诊治。

(王国江)

—— 专家简介 ——

王国江

王国江,上海市浦东新区周浦医院皮肤科主任、主任医师、教授、医学硕士,上海市医学会皮肤科专科分会委员,上海市区级医疗事故鉴定专家库成员。

擅长治疗慢性湿疹、慢性荨麻疹、面部激素性皮炎、面部再发性皮炎等。

64. 脱发的常见原因是什么

人平均有十万根头发,每天脱落数十根头发,头发整体不减少属于正常现象。但部分青年女性为了体型苗条而过多地限制饮食,再加上女性因有生理性月经等情况,更容易发生缺铁性贫血,如果过分地限制饮食,常常在不知不觉中出现缺铁性贫血现象。最初的表现常常是头发脱落、有时出现面色偏白、口唇色泽变淡等症状,到医院化验血常规就可以确诊缺铁性贫血。缺铁性贫血患者应重视调整饮食结构,多吃含铁的大枣、花生、牛奶等食物,必要时服用铁剂治疗,一般数个月内就可以治愈脱发问题。此外,有一部分女性产后数个月出现脱发，多数与营养不均衡及看护孩子精神紧张等有关，通过自我调节，加强营养，多数可以自愈，不必过多担心。如果自我调整疗效不佳，可以到医院皮肤科诊治。

（王国江）

65. 染发剂对头发有影响吗

爱美之心人皆有之，染发已逐步成为时尚，年轻人多喜欢染红色、紫色、白色的头发。老年人则喜欢将花白的头发染成黑色。大部分人对染发剂不发生过敏，但少数人对染发剂中的对苯二胺成分过敏。因此，在自己第一次染发时，都应该在耳后皮肤做个简单的过敏实验，即将一滴染发剂，薄薄地涂抹到耳后，2～3 天后，如果耳后皮肤不出现红肿等过敏现象，才能使用该染发剂进行染发。即使厂家宣称是有机植物染发剂也要履行这种简易的试验方法。否则，一旦染发剂过敏，常常引起头皮、面部红肿、渗出、瘙痒等染发皮炎现象。如果发生染发过敏，请及时到医院诊治，千万不要拖延，以免演变为慢性染发剂性皮炎。

（王国江）

66. 反复长痘怎么回事

青春痘病因非常复杂，主要病因是青春期雄性激素分泌增多，这种激素能刺激皮肤中的皮脂腺使其分泌增多；当这些皮脂不能完全从皮脂腺导管里排出去而聚集在毛囊口时，与毛囊口脱落的上皮细胞混合形成黄白色的干酪样物质，栓塞住毛囊口，成为粉刺。原存在于毛囊内的痤疮棒状杆菌在厌氧条件下得以繁殖，刺激毛囊引起炎症，进一步使毛囊壁受损而破裂，引起毛囊周围炎症形成痤疮。过食油炸、辛辣食品，大便秘结等都是重要的诱发因素。由于青春痘是一种多因素复杂的疾病，明确其病因，做到局部辨证与整体辨证相结合、内治与外治相结合、中医与西医治疗相结合，标本兼治，大部分的患者都能完全治愈。并能够防止瘢痕的产生。相反，若不治疗，它可能留下永久性的瘢痕，因而影响美观。青春痘的治疗时间因青春痘的种类、严重程度及患者的年龄不同而有所不同，由于涉及内分泌、免疫等因素，一般疗程在 2～3 月，在治疗过程中必须做到防治结合。

（李　斌）

67. 如何有效防治痤疮

痤疮是皮肤科常见的毛囊皮脂腺慢性炎症性皮肤病,好发于青少年,发病率为 70％～87％,占皮肤科门诊量的 15％～20％。痤疮的发生原因包括内源性与外源性。内源性的有遗传因素、内分泌失调(如雄性激素)、精神因素等,外源性因素包括饮食、化妆品、局部摩擦、药物及环境污染和职业接触等。

(1) 痤疮患者应重视基础的护肤工作。

1) 局部清洁:应注意清水或合适的洁面产品洗脸,去除皮肤表面多余油脂、皮屑和细菌的混合物,但不能过分清洗。忌用手挤压、搔抓粉刺和炎性丘疹等皮损。

2) 日常护理:部分痤疮患者皮肤屏障受损,并且长期口服或外用抗痤疮药物如维 A 酸时,也往往加重皮肤屏障的破坏,导致皮肤敏感。因此,除药物治疗、物理治疗、化学剥脱治疗外,有时需要配合使用功效性护肤品,以维持和修复皮肤屏障功能。如伴皮肤敏感,应选用舒敏、控油、保湿霜外用,局部皮损处可使用有抗痤疮作用的护肤品;如皮肤表现为油腻、毛孔粗大等症状,主要选用控油保湿凝胶。

(2) 痤疮的预防措施如下。

1) 饮食:限制可能诱发或加重痤疮的辛辣甜腻等食物,多食蔬菜、水果。

2) 日常生活:避免熬夜、长期接触电脑、暴晒等。注意面部皮肤清洁、保湿和减少皮脂分泌,保持大便通畅。

3) 痤疮皮损不可以挤压,挤压导致毛囊壁破裂,皮损炎症反应和感染进一步加重,容易引起瘢痕形成。尤其面部三角区,该区称为危险三角区,挤压可以导致细菌逆行进入血液,导致颅内感染。

(鞠　强)

68. 红色痘印该怎么去除

所谓痘印,就是痤疮皮损消退后所遗留的一种暗红斑,实际上是由扩张的毛细血管引起的,这种暗红斑要很长时间才能消退,所以在医学上又属于延迟性红斑。痤疮越大,部位越深,痘印就越明显,持续时间也越长。对于痘印,外用或口服药物基本上是无能为力的。目前强脉冲光是一种治疗痘印的有效手段。

　　强脉冲光是一种由不同波长组成的宽波段强复合光，由可见光和红外光组成，波长一般在 400～1 200 纳米，又被称为复合彩光、光子、脉冲光等。通常所说的光子嫩肤就是用强脉冲光使皮肤更加细腻光滑，肤质更好。强脉冲光可摧毁痤疮的主要致病菌(主要为痤疮丙酸杆菌)，也可通过抑制皮脂腺分泌，还能消除扩张的血管，所以对痘痘，尤其是比较严重的痘痘有相当好的效果，经过治疗后痘痘的复发也会明显减少。同时强脉冲光还有一个优势，就是能加快红色的痘印的消退，恢复正常的皮肤颜色。痘痘和痘印可以同时治疗，每 1 个月治疗 1 次，绝大多数人经过 5～6 次就可以达到明显的效果。强脉冲光治疗很安全，不良反应轻微，主要为治疗后出现短暂的皮肤发红，一天就可以消退，基本不影响工作和学习。

（卢　忠）

—— 专家简介 ——

卢　忠

　　卢忠，主任医师、硕士生导师，博士，复旦大学附属华山医院皮肤科激光室主任。

　　上海市医学会激光医学专科分会秘书长、中国医师协会整形与美容医师分会常委、上海市激光学会理事、中华医学会皮肤性病学分会激光美容学组委员、《中华医学美学美容杂志》编委、《实用皮肤病学杂志》编委。

色素障碍性皮肤病

69. 雀斑没有办法治疗吗

雀斑多发生在面颊、额头、鼻梁、眼周等日晒部位，是一种面部色素增多的皮肤病，常在儿童时出现，随年龄的增长数目增多，至成年后逐步趋于稳定。皮损多为针尖至芝麻大小的圆形或椭圆形淡黄色、褐色斑点，散在或密集，通常患者无自觉不适，夏季或日晒后颜色加深，多见于皮肤白皙的女子。其病因 90％ 以上与遗传因素有关。

传统的治疗方法包括冷冻、电灼、化学剥脱、机械磨削、激光磨削等方法，而目前治疗雀斑临床效果较好的方法有强脉冲光、E 光及各种 Q 开关激光，治疗后可能会出现暂时的色素沉着或色素减退。

中医因患者面部状若芝麻散在、如雀卵之色而命名，认为与肺经风热有关。隋代《诸病源候论·面皯黯候》，如是说："人面皮上，或有如乌麻，或如雀卵上之色是也。此由风邪客于皮肤，痰饮渍于腑脏，故生皯黯。"至明代《外科正宗·雀斑》已有具体方药，如"雀斑乃肾水不能荣华于上，火滞结而为斑，宜六味地黄丸"。现代中医治疗以补益肝肾、滋阴降火为主，可用生地、玄参、枸杞子、菊花、芦根、黄柏、知母、生甘草泡茶饮。也可选用中成药如六味地黄丸、杞菊地黄丸等，对皮疹改善有增效作用，激光治疗也可作为补充。

（宋　瑜　李咏梅）

70. 如何防治有损颜面的黄褐斑

黄褐斑，中医称之为"肝斑"或"黧黑斑"，是一种常见的获得性色素沉着性皮肤病。一般多分布在前额、面颊、口鼻等处，呈现不规则的斑片，对称分布。本病多发于中青年女性，多数患者无自觉症状。

黄褐斑发病机制十分复杂，内分泌失调、遗传、紫外线照射、服食避孕药物、化妆品、精神因素及肝功能异常或慢性肾病等都会造成黄褐斑发生。各种因素使酪氨酸酶活性升高，黑色素产生增多是黄褐斑的主要发病机制之一。目前治疗方法主要有维生素类、局部遮光剂、外用脱色剂、激光、中医药，此外还有物理或化学剥脱等。同时应尽可能帮助患者找到诱发病因并避免之，如有内科疾病者应及时予以治疗；口服避孕药的患者必须停药，改用工具避孕；治疗期和治疗好转后均应使用遮光剂和避免日晒，禁止日光浴、去热带或日光照射强烈的地方旅游；尽量避免服食光感性药物或食物。此外，积极调畅情绪，改善睡眠，拥有快乐良好心态才是祛斑良方。

（宋　瑜　李咏梅）

71. 中医药治疗黄褐斑有何高招

中医药治疗黄褐斑遵循辨证论治原则，针对不同的证型遣方用药。

如肝郁气结的患者，容易出现郁闷不舒、经前乳房胀痛、喜叹息、睡眠不佳，需疏肝理气解郁，宜用柴胡舒肝散、丹栀逍遥片一类药物。

如果病程较久，黄褐斑色深黯黑，则不仅气郁，血循也不畅，伴见嗳气叹息，女性经色暗红多挟血块等，宜在疏肝理气的基础上，加用活血化瘀药物，如桃红四物汤、血府逐瘀汤等。

中医认为"脾为后天之本，气血生化之源"，若脾胃功能薄弱导致气血生化乏源，气血不足则无以濡养肌肤，患者往往胃口不佳、容易腹胀、大便或干或稀，乃脾胃功能不全所致，此时宜使用一些健脾理气的药物，如四君子汤、香砂六君丸。

对于更年期绝经的患者，中医认为其肝肾不足，"水亏不能制火"导致虚火上炎，要用六味地黄丸、知柏地黄丸来滋阴补肾。

中医素有"以形治形，以色治色"之说，也就是说治"黑色"需要用"白色"药物，故治疗黄褐斑不乏白色的药物，如白及、白莲、白薇、白菊花、白芷、白茯苓、白僵蚕、白附子等，临床可将这些含"白"的药物磨成粉后，加入一些珍珠粉或者是蜂蜜调成膏状，让患者晚上敷面，具有相当的疗效。同样也可以采用这些药物，先通过蒸汽离子喷雾做熏蒸治疗，之后再给予医用石膏粉倒模，其温热效应可以加速患者面部血液循环，促进具有增白作用药物的吸收以祛除黄褐斑。

中医压穴治疗是通过不同穴位的按压来刺激整体脏腑气血的调和，促进黄褐斑痊愈。将王不留行籽埋在患者的耳穴，可以具有调节内分泌、补肾、调节脾胃功能等作用；再者可与耳针耳穴、针灸穴位相伍，包括一些穴位注射针剂，如以丹参、黄芪注射液通过足三里、手三里等穴位注射，来调节脏腑功能，调和气血，起到消除黄褐斑的效果。

（宋　瑜　李咏梅）

72. 太田痣如何治疗

太田痣俗称青胎记，又叫褐青色母斑。大多数太田痣在出生或出生后不久时就有，但是也有部分患者其太田痣是在出生后几年甚至十多年才发生，少数患者发病时间更晚。但是无论是什么时候长出来的，其性质都没有什么不同。太田痣多见于女性，主要表现为淡青色、灰蓝色、褐青色至蓝黑色或褐黄色的斑片或斑点，斑片中央色深，边缘渐变淡。太田痣的颜色深浅可有一定的波动，如夏季颜色较深，冬季较浅，也可以因为劳累、情绪不佳、月经期、妊娠而加重。有的太田痣在青春期会变深扩大。本病最常见的受累部位为眶周、颞、前额、颧部和鼻翼。大多数单侧分布，10％左右双侧分布，约 2/3 的患者同侧巩膜出现蓝染，结膜、角膜、虹膜、眼底、视神经乳头、视神经、眼球后脂肪及眶周骨膜也可累及。

太田痣的治疗首选短脉冲激光治疗，主要采用紫翠玉激光和红宝石激光，一般经过 4～5 次治疗就可以使面部的色素斑达到或接近完全消退，而且基本不留瘢痕。治疗结束后几乎没有复发，疗效令人满意而且非常肯定。

（李　剑　卢　忠）

73. 什么是获得性双侧性太田痣样斑

获得性双侧性太田痣样斑，又被称为颧部褐青色痣。这个病名很多人还比较陌生。但是当你发现两边颧骨长出来青褐色或灰褐色成簇的斑点去看医生的时候，往往医生会告诉你这是和黄褐斑不一样的一种色素性疾病。获得性双侧性太田痣样斑多见于 20 岁以上的女性，主要在双侧颧骨部魏出现成簇的青褐色或灰褐色斑点，直径为 1～3 毫米，对称分布，有时候还可以扩散到双侧鼻翼、颞部、额部。为什么会发病目前还不完全清楚，有人认为可能是表皮或毛囊壁的黑色素细胞"跑"到了真皮，或者是因为某些因素激活了原来就潜伏在真皮的黑色素细胞，使它们"繁殖"而发病，这些激活因素可能是炎症、紫外线、雌激素等。很多患者都有家族史。获得性双侧性太田痣样斑随年龄增大颜色逐渐加深，日光照射、妊娠、皮肤过敏都能使病情加重。这种斑与黄褐斑及太田痣还是有区别的,黄褐斑为黄褐色斑片,颜色相对较浅,可对称分布于额、眉、颊、鼻及上唇等部位,皮损色泽深浅较为一致。太田痣发病较早,一般为单侧分布,皮损多呈淡青色、灰蓝色、褐青色至蓝黑色或褐黄色的斑片或斑点,以斑片为主,分布于眶周、颞、前额、颧部和鼻翼,往往伴有黏膜(巩膜、结合膜、鼻腔及口腔)受累。

发现自己得了获得性双侧性太田痣样斑,建议尽早选择激光治疗,因为紫翠玉激光和红宝石激光等短脉冲激光对获得性双侧太田痣样斑的疗效还是非常肯定的,一般经过 4～5 次治疗,色素可以有非常明显的消退,而且基本上不留瘢痕。在日常防护上,首先是注意防晒,因为日晒可以加重皮损颜色,尤其是紫外线强烈的春秋季节和午后,外出可以撑伞、戴太阳镜、擦防晒霜以减少紫外线的侵害。另外,尽量减少化妆品使用,因为一些有去角质作用的化妆品会对皮肤产生刺激作用,使皮肤发生炎症反应从而加重色素沉着。

(李 剑 卢 忠)

皮｜肤｜肿｜瘤

74. 有"痣相"是好事还是坏事

民间经常流传痣长在某些特定位置是"富贵痣""旺夫痣"，甚至产生"看相"这一行业。那么这些痣究竟有何玄机呢？这些所谓的痣，医学上称为"色素痣"，它是皮肤科最常见的疾病，几乎人人都会有。近年由于媒体等因素的宣传，人们开始担心它的安全性，对于伴随自己身上多年的"黑点"产生不安，这是不是一颗定时炸弹？需不需要处理？该怎么处理比较恰当？

其实，色素痣是由痣细胞形成的皮肤良性肿瘤，以发生时间来分，可以分为先天性色素痣和后天获得性色素痣。前者与生俱来，随身体发育逐渐长大；而相对更常见的是后天获得性色素痣，其指成人期发生的色素痣，一般青少年时期出现并逐渐增加，开始时多平发于皮肤表面，部分后来渐隆起，甚至有毛发生长。

先天性色素痣的发病原因可能与黑素细胞的前身（成黑素细胞）的新生突变有关；而后天获得性色素痣的病因有时与日晒、皮肤损伤、系统性免疫抑制、激素水平升高等因素相关。所以人们尽量避免过度光照、外伤或化学刺激，可在一定程度上阻止色素痣的发生。

（吴文育）

75. 是不是所有的痣都是黑色的

绝大多数的痣都是黑色的，因为痣细胞是痣的主要组织成分，能产生黑色素可以发生黑色的改变。但并非所有的痣都是黑色的，一部分痣细胞在真皮层，由于皮肤折射的原因会出现蓝色的改变，我们称为蓝痣。还有部分痣由于产生色素较少，基本没有黑色改变，我们称为无色素痣。还有部分痣边缘会出现一圈白色的色素减退环，像晕的形状，我们称为晕痣。因此，并不是所有的痣都是黑色的。

能产生黑色素颗粒的除了增生的痣细胞还有表皮基底层的黑素细胞、一些表皮其他来源的肿瘤、病毒感染，甚至部分炎症性皮肤病，如大家熟悉的老年斑、基底细胞癌、鳞状细胞癌、扁平疣、纤维瘤等，都可以出现黑色的改变，所以并非所有皮肤上黑色的都是痣。

（吴文育）

76. 怎么判断自己身上的"黑点"是不是一颗色素痣

一般地说，色素痣为圆形，左右对称、界限清楚、边缘规则、表面光滑、色泽均匀。由于色素痣细胞内色素含量或深浅不同，表面可呈不同的颜色，如棕色、褐色、蓝黑色或黑色，少数也可呈肤色、淡红色或暗红色。根据痣细胞在皮肤内的位置不同，又可将其分为以下三类。

（1）交界痣：表面平坦或稍隆起，多见于手掌、足底、口唇及外生殖器部位。

（2）皮内痣：一般呈半球状隆起，直径可达数毫米至数厘米，表面光滑或呈乳头状，或有蒂，可含有毛发，多见于头颈，一般不发生于掌跖和外生殖器。

（3）复合痣：稍高于皮面的隆起，棕色或黑色，表面光滑或乳头状。色素痣的判断比较简单，但有时也要和脂溢性角化（老年斑）、基底细胞癌、蓝痣、黑色素瘤、寻常疣等区别，特别是对于老年人，老年斑、痣和基底细胞癌往往需要专业医生借助专业仪器来判断，有时可能需要皮肤病理活检才能确诊。

（吴文育）

77. 如果身上出现色素痣应怎么处理

对于色素痣不要过度紧张，不管是先天性或者获得性色素痣，一般均为良性肿瘤，极少数可恶变。但是要注意：对于先天性色素痣，如伴有卫星痣，一定要注意排除神经皮肤黑变病，患儿可能出现以下症状：如癫痫发作、颅内高压、智力障碍、颅神经瘫痪和脊髓损害等。对于后天获得性色素痣要防止其转变成黑色素瘤，特别是交界痣，因为其具有比较活跃的痣细胞，故受到刺激后容易发生恶变，特别是掌跖摩擦部位，也可以发生在面部同一病灶反复激光治疗后。恶性黑色素瘤的预后很差，因此，对色素痣的正确认识和处理是很重要的。如果出现以下表现，需引起重视，尽早手术切除并行病理检查明确性质。①近期明显增大，或原来光滑平整的皮损部分逐渐隆起，边界不清；②周围出现卫星灶；③表面破溃、出血或渗液；④出现疼痛或瘙痒；⑤出现明显不对称变化，如痣的左半部分和右半部分不对称,或上半部分和下半部分不对称等。

对于普通稳定的色素痣自己观察即可,不需处理,表现典型且直径不大(<3毫米)的痣可使用激光去除,瘢痕小、恢复较快,对于面部色素痣患者较为适用。但对于首次激光治疗后复发的患者建议手术切除并做病理学检查,防止其反复刺激转变为黑色素瘤;对于交界痣、复合痣或需要进一步明确诊断;体积大者一般直接手术切除,并行病理检查。组织病理学检查既可以观察色素痣是否完整切除,又可以判断皮损的良恶性和组织学分型,对色素痣的治疗和预防复发有着重要的意义。

(吴文育)

78. 面部持续多年的斑块需要警惕皮肤基底细胞癌吗

80 岁的王阿婆右侧脖颈处有一个小黑点已经好多年了,有时候有点痒,经常用手指甲抠一下,这个斑点逐渐扩大,进展不是很快,老伴一个偶然的机会看到了王阿婆脖子上的这个斑块,催她赶紧到医院皮肤科就诊,医生接诊后仔细询问了皮疹的发展情况,检查后决定需要进一步的皮肤活检检查,并亲自给她手术活检取材,一周后病理科报告提示为皮肤基底细胞癌。

那么基底细胞癌到底是一种什么病呢?发病率高不高呢?目前研究认为,基底细胞癌的发病与多个基因变异有关,其中最常见的是 PTCH1 基因、TP53 基因等。其他危险因素,如紫外线不当暴露、离子射线、肤色较浅,患有着色干皮病或皮脂腺痣等疾患。另外一个特点是,男性患者多于女性,年龄越大发病率越高。个别基底细胞癌病例还要询问家族史。

基底细胞癌早期表现特异性不明显,多表现为表面光亮、边缘隆起的圆形斑片,表皮菲薄,常可见雀斑样小黑点。部分也有小而浅的糜烂、结痂或浅表溃疡,多无炎症反应。由于特点不明显,早期常无法引起重视而及时就诊。后期可能出现四种类型:结节溃疡型、色素型、硬化型、浅表型;其中结节溃疡型、色素型、硬化型好发于面部,浅表型常见于上胸部。四种类型以结节溃疡型最多见,除个别病例外,一般不发生远处转移。

基底细胞癌首选治疗方法是手术切除,一般病灶周围扩大 0.5 厘米切除即可,尤其是浅表型和结节型皮肤基底细胞癌患者,手术切除干净后不需要后续治疗。对于硬斑病样型基体细胞癌,微小结节型基底细胞癌以及侵袭性很强的基底细胞癌，手术后可以做一下放疗，降低复发率。多种因素造成肿瘤无法手术时，还可以选择光动力、冷冻等措施治疗。80 岁的王阿婆经过医院皮肤科采用光动力治疗 3 次后皮损消失，经随访一年有余无复发。

（赵敬军）

—— 专家简介 ——

赵敬军

赵敬军，博士、教授、主任医师、硕士生导师，同济大学附属同济医院皮肤性病科主任，中华医学会皮肤性病学分会真菌学组委员。

擅长真菌感染疾病、少见和疑难皮肤病等的诊疗。

79. 皮肤持续多年溃破不愈需要警惕鳞癌可能吗

皮肤鳞癌是起源于表皮或附属器的一种恶性肿瘤，多见于 50 岁以上中老年人，好发于头面部。常发生于某些癌前病基础上，或由各种癌前病演变而来，少数可以是原发性的。

皮肤鳞癌发病与局部反复破溃感染有关，经久不愈合的溃疡要警惕鳞癌的发生。与下列因素明显相关：①紫外线长期照射，X 线或热辐射损伤；②化学致癌物：如职业性接触砷、多环芳香族碳氢化合物、蒽、烟草焦油等；③病毒感染：特别是人乳头瘤病毒感染；④癌前期皮肤病：如日光角化病、黏膜白斑等；⑤某些慢性皮肤病基础上发生癌变：如慢性溃疡、红斑狼疮、萎缩硬化性苔藓等；⑥器官移植后长期使用免疫抑制剂；⑦遗传因素：某些遗传性皮肤病如着色性干皮病、白化病等，皮肤癌发病率明显高于普通人群。

鳞癌在外观上常呈菜花状，有时癌组织发生坏死而脱落形成溃疡，产生恶性臭味，若癌细胞向深层发展则形成侵袭性生长。癌细胞也可向远处转移，形成继发肿瘤。

（赵敬军）

80. 鳞癌如何判断和处理

在慢性皮肤病，如瘢痕、慢性溃疡、角化病等基础上，或外观正常皮肤上出现质地较硬的结节或斑块，且增长迅速，应怀疑鳞癌，必须尽快去医院进行组织活检以进一步病理确诊。

一旦明确了诊断，鳞癌治疗以手术切除为主，早期鳞癌行根治性切除术，中晚期鳞癌需要手术、放疗和化疗综合治疗。

（1）手术：对于肿瘤体积较小、肿瘤分化良好者首选手术切除，能较彻底地切除肿瘤，创面愈合快。目前国际上认可的 Mohs 手术国内大医院皮肤科多有开展，治愈率较高。

（2）光动力治疗：对于肿瘤体积较小、肿瘤分化良好、头面部或生殖器部位的肿瘤患者可选择光动力治疗。

（3）放化疗：适合年老体弱、有手术禁忌证的患者。特别是肿瘤体积较大，肿瘤分化差，但尚未侵及骨骼或发生转移者可选择放射治疗。对于发生远处转移患者则可能需要全身化疗。总体而言，皮肤鳞癌预后还不错。

（4）预防措施：尽量减少日光暴晒，出门防晒；少接触皮肤致癌化学试剂；尽早治疗人乳头瘤病毒感染、慢性溃疡、日光性角化病等。

总之，积极做到"三早"：早期预防、早期诊断、早期治疗，即日常生活中积极做好防护措施。一旦有慢性溃疡、日光性角化病等皮肤病及新近出现高出皮肤表面的皮疹且增长迅速者，应尽早到正规医院就诊。

（赵敬军）

81. 老年斑是怎么回事

老年疣，部分呈斑片状，民间亦称为"老年斑"，医学上称脂溢性角化病，为老年人最常见的良性表皮增生性肿瘤。病因尚不完全明确，有人认为是一种迟发性上皮痣；也有人报道本病与常染色体显性遗传有关；还有人认为是角化细胞局部成熟受阻或是老年皮肤变化及感染性病变。可能与日晒、慢性老化、慢性炎症等刺激有关。若突然增多、增大，可能提示恶性肿瘤，特别是胃肠道肿瘤。

老年斑好发于颜面、手背、胸、背等处，亦见于四肢等其他部位。初期皮损为一个或数个淡黄或浅褐色的扁平丘疹，圆形、卵圆形或不规则形，境界清楚，表面呈颗粒状，直径 1 厘米左右。以后缓慢增大，变厚，数目增多，颜色变深，呈褐色甚至黑色疣状丘疹或斑块，通常难以自行消退，呈良性，恶变者极少。无明显症状，偶有瘙痒感。

本病早期损害与扁平疣类似；发生在曝光部位容易与日光性角化病相混淆；色素很深的损害有时难以与色素痣区别；发生炎症或者受到刺激的损害可类似

基底细胞癌或鳞状细胞癌乃至恶性黑色素瘤,此时则需要借助活检做病理检查来鉴别。

因为甚少恶变,若没有美容需求,一般不需治疗,必要时可用冷冻、激光或电烧灼疗法。为了减少脂溢性角化病的发生,日常生活中防晒很重要,避免吸烟、保证睡眠,利于延缓皮肤衰老。

（王宏伟）

82. 血管瘤要早点治疗吗

血管瘤的学名是草莓状血管瘤,又称毛细血管瘤或单纯血管瘤。一般在孩子出生后1个月内就出现,起初往往比较小,但是随即迅速生长、扩大,成为圆形、半球形、分叶状或不规则形状的鲜红或紫红色性斑块,表面就像草莓一样,草莓状血管瘤的名字就是这样来的。血管瘤可以长得很大,大的血管瘤甚至可以覆盖一侧或整个肢体。血管瘤一般在患儿1岁以内生长迅速,这种迅速的生长会消耗大量的氧,导致血管瘤本身因为缺氧而坏死溃疡,引起组织的破坏,严重时甚至会使鼻、耳等器官穿孔。不过,到孩子1岁以后血管瘤就会进入消退期,此时在血管瘤中部出现白色条纹,苍白区域渐渐扩大,瘤体逐渐缩小并缓慢消失,这一过程一般需要几年的时间。

当许多家长发现孩子患有草莓状血管瘤后,都非常迫切地希望得到治疗,但并不是所有的血管瘤都需要治疗。那么血管瘤到底应该什么时候治疗？又如何治疗呢？对于1岁以下的幼儿,一般还是主张及早治疗,这样不但可以阻止血管瘤的生长,防止自发性溃疡的产生及器官(如眼、鼻等)的损害,还能促使血管瘤及早进入消退期。治疗的手段主要是激光和药物。脉冲染料激光(波长595纳米)及长脉宽 Nd:YAG 激光(波长1 064纳米)是非常有效的激光,不良反应小是其优点;很多时候经过4～5次治疗,就能达到血管瘤停止生长的目的。口服糖皮质激素也是治疗血管瘤的一个主要手段,剂量要根据孩子的体重测算,一般要服用6～8周,可以使大多数血管瘤缩小,不良反应主要是食欲增强、易兴奋而难以入睡、抵抗力降低等。口服普萘洛尔是目前治疗血管瘤的新手段,剂量同样要根据孩子的体重测算,效果非常好,但是可能会引起患儿血压降低、心率变慢等不良反应,所以需要住院观察。对于严重的难以控制的血管瘤,还可以将激光与药物相结合,发挥联合治疗的优势。对于体积小且比较薄的血管瘤还可以外用噻吗洛尔,有时这些血管瘤也会缩小,不过可能对皮肤有一些刺激性,使用时需控制好时间。

对于 1 岁以上的孩子，血管瘤已经基本停止生长，进入了消退期，这时候就可以动态观察，等待其自行消退。当然，如果此时希望它们退得快点，也可以给予一定的激光治疗。

最后，值得一提的是，血管瘤和其他一些血管畸形很容易混淆，而且后者有的时候也被笼统地称为血管瘤，但它们的性质和治疗是不同的，所以正确的诊断是很重要的。

（邓　辉）

—— 专家简介 ——

邓　辉

邓辉，上海市第六人民医院皮肤科主任医师，医学博士，硕士生导师。

主要从事光生物学及光治疗学相关研究及临床工作，在色素性皮肤病、血管性皮肤病、银屑病、痤疮、毛发疾病及性传播疾病方面有丰富的诊疗经验。

83. 外阴黏膜白斑是"皮肤癌"吗

不少人对发生在外阴黏膜的白色病变过度担心，认为是皮肤癌。实际情况并非如此，外阴黏膜白斑又称外阴白色病变，目前一般认为它是一种癌前病变。白斑是机体对慢性刺激的一种防御性反应，引起黏膜角质层增厚并致密，从而保护黏膜下方的组织免于慢性刺激的损伤。

近年来发现本病癌变率不高，仅 3%～5% 可能发展成癌。与患者局部潮湿、白带过多或糖尿病、内分泌紊乱等有关。增生型常发生于 30～60 岁的妇女，自觉外阴瘙痒，主要累及大阴唇、阴蒂等处，多对称分布。局部暗红或粉红色，反复搔抓皮肤增厚似皮革。硬化苔藓型可见任何年龄，早期无症状或仅轻度瘙痒，晚期常出现性交困难。损害累及外阴、肛周皮肤、黏膜。局部皮肤黏膜失去弹性，变白、变薄、干燥易皲裂。晚期皮肤菲薄皱缩似卷烟纸。混合型主要位于外阴发白区的邻近部位，局灶性皮肤增厚或隆起。典型黏膜白斑容易诊断，但是注意和真菌性阴道炎、白癜风等鉴别。前者真菌检查见孢子、菌丝，抗真菌治疗后白色区即随之消失。白癜风境界更清楚、表面光滑，无自觉症状。

轻症患者局部止痒、消炎对症治疗，可外用皮质激素软膏。对于角化增生明显可用 0.05% 维 A 酸软膏；对硬化苔藓型者，给予 2% 丙酸睾酮鱼肝油软膏，每日 3～4 次，直至皮肤软化、粘连松解；顽固复发患者可选用清热解毒的中药煎水外洗，常获得较好效果。对长期不愈、局部明显白色角化的患者应作病理检查，排除鳞癌。如果组织病理发现癌变迹象，可早期手术切除。

患者应注意忌辛辣、刺激性食物，避免搔抓。经常保持外阴清洁干燥，忌用肥皂或其他刺激性药物擦洗。糖尿病患者应严格控制血糖，若伴发妇科炎症要及时治疗。

（顾　军）

—— 专家简介 ——

顾　军

顾军，上海长海医院皮肤科主任医师、教授。主持国家自然科学基金资助 5 项。擅长银屑病及皮肤疑难疾病的诊治。

84. 老年面部日光性角化会癌变吗

日光性角化病又名光化性角化病，多见于肤色较浅的中老年患者，因此在白种人更常见。我国随着老龄化明显，发病率呈升高趋势。患者可以是长期户外工作者，或者有日光、放射线、沥青或煤及其提炼物长期接触者，目前认为这是一种常见的癌前期皮肤病。

皮疹好发于曝光部位，如面、耳部、手背和前臂等，患者常常光老化现象明显。典型损害表现为多发局限性、边界清楚黄色、淡褐色斑疹或斑片，0.3～1 厘米大小。初期表面有少数毛细血管扩张，上附黏着性鳞屑。皮损常略高于皮面，也可过度增生，形成皮角。为什么将其归类到癌前期病变呢？因为它具有早期癌变的病理改变，有时即使某一切片基本正常，不排除深切后能发现组织其他部位癌变；由于患者常多发，也不能排除其他皮损可能发生癌变。

对于老年日光性角化治疗方法多样，少量损害可液氮冷冻，部分高度怀疑癌变用手术切除是比较好的方法。避免日光暴晒，适当使用遮光物品、外用防光剂等对疾病有预防作用。另外，可补充胡萝卜素、B 族维生素等有一定的防光和抗氧化作用。

（顾　军）

遗 传 性 皮 肤 病

85. "鸡皮肤"是遗传的吗

　　毛发苔藓,又称为毛周角化病或毛发角化病,俗称"鸡皮肤"。儿童期发病以面部为主,常见于额部、耳前下方及面颊部,往往冬重夏轻。青春期最为显著,好发于上臂伸侧、大腿伸侧、甚至于臀部,触之粗糙有锉刀感。一般对称分布,随年龄增大而逐渐好转。因为所有种族约 50% 的人可以发生毛发苔藓,故把此病视为生理现象可能更为合理。此病通常为常染色体显性遗传,所以一般小孩有,父母一方或双方亦有此病,但是因其伴有可变的外显率,也非绝对如此。

　　毛发苔藓表现为与毛孔一致的角化性丘疹,皮肤色或者红色,挤出来的是角质栓不是脂肪粒,去除角质栓后遗留漏斗状小凹陷,但是很快会形成新的角质栓。所以不建议去挤角质栓,这样并不能永久去除,反而容易引起继发细菌感染。

　　此病虽然一定程度上影响美观,但是并不会影响身体健康,家长对小孩子的毛发苔藓要正确对待,轻者只需要涂润肤剂即可。如果青春期表现比较严重,可以适当外用维 A 酸软膏或者尿素软膏改善症状。有些患者毛发苔藓会有一定的痒感,千万不要与湿疹混淆。一小部分毛发苔藓患者的确可以伴发于湿疹,那么湿疹部位可以外用激素药膏,切记毛发苔藓部位不能乱用激素药膏,不但于事无补,还会导致激素不良反应的发生。

(陈　载)

86. 掌跖角化病是出生就有的吗

　　掌跖角化病不是单一的一种病,而是一组皮肤病,大多数为先天遗传性,常有家族史;也包括一些后天获得性改变比如鸡眼、胼胝(俗称老茧)等;还有一些是其他全身性皮肤病如银屑病、毛发红糠疹等或者一些全身性疾病的局部皮肤表现(称之为症状性掌跖角化病),因临床表现、遗传方式及发病时间的不同,构成了很多不同的病谱。这一组皮肤病的共同特点就是手掌和足底皮肤增厚、角化过度。即使是遗传性掌跖角化病，也有多种不同类型，有一部分与角蛋白的基因突变有关，大多数还是病因不明。常见的有弥漫性掌跖角化病和点状掌跖角化病。弥漫性掌跖角化病顾名思义就是掌跖弥漫性角化，轻者仅有皮肤粗糙，重者为边界清楚的淡黄色坚硬角化斑块有蜡样外观，常在出生数月就发病，持续终身，但是青春期后可有缓解。点状掌跖角化病常在青春期发病，为散在圆形或卵圆形的、皮肤色或黄色掌跖角化，持续终身。

因为是终身性皮肤病，理论上需要终身用药，但因为口服药物长期使用的不良反应，实际上并不可行。一般采取异维 A 酸或者阿维 A 酯等药物达到临床疗效后维持治疗一年，通常在服药期间角化会有所减轻，但停药后易复发。β 胡萝卜素可抑制角质细胞增生，每日 1～2.5 毫克/千克治疗 6 周后，病情可明显减轻，但是停药也容易复发。

（陈　载）

87. 掌跖角化病为什么会有"灰趾甲"

掌跖角化病通常无自觉症状，有时候可伴有瘙痒、触痛或者疼痛性皲裂，冬季尤其严重。通过一些外用药可以部分改善症状，如外用角质松解剂 20％尿素软膏、15％水杨酸软膏等，另外 0.1％～0.5％维 A 酸霜和卡泊三醇软膏等也值得尝试，乳膏和霜剂晚上封包可以增加疗效。平时患者要注意减少压力和摩擦，滋润皮肤预防皲裂也是必要的。因为外用药物改善作用通常不显著，患者有时候会急于求成通过外用糖皮质激素软膏来治疗，甚至长期滥用激素药膏。必须提醒患者，激素软膏有一定的治疗作用，可以选择使用。但是因为此病的慢性病程，不建议长期外用激素药膏，可以在症状严重时短期使用，也可以晚上局部封包，待症状改善后改用其他外用药，以免继发细菌和真菌感染，甚至引起激素依赖。

掌跖角化病还常伴有掌跖多汗和甲板增厚浑浊，掌跖多汗者需要注意保持足部清洁干燥，甲板增厚浑浊容易被患者误认为是"灰趾甲"，其实此"灰趾甲"是趾甲角化过度，角质层明显增厚引起的，并非真菌感染，可以通过甲真菌检查或者真菌培养来鉴别，不要盲目口服或者外用抗真菌药物，以免导致不必要的药物不良反应。

遗传性掌跖角化还可以伴有角膜营养障碍、体格与智力发育障碍、牙周病、食管癌等，十分罕见，需要专业医生进一步检查和诊断。

（陈　载）

88. 鱼鳞病患者在日常生活中如何护理

鱼鳞病俗称"蛇皮病"，是一组以广泛的皮肤脱屑为表现的疾病的总称，在希腊语中"ichthys"意指鱼，由表皮分化异常导致皮肤具有鱼鳞般粗糙的外观。鱼鳞病根据遗传方式不同，分为最为常见的寻常性鱼鳞病、性连锁鱼鳞病，罕见的常染色体隐性遗传鱼鳞病及其他一些罕见综合征。

寻常性鱼鳞病，属于常染色体显性遗传，特点是幼年发病，常在 3～12 个月婴儿期开始出现明显的不同程度的皮肤干燥，下肢鳞屑较躯干的更为粗糙，四肢的伸侧最为明显。患者常常会有过敏体质，常伴有花粉症、湿疹、哮喘和荨麻疹等。整个病程呈良性，患者成人后，症状会明显减轻。性连锁鱼鳞病有时易与寻常性鱼鳞病相混淆，这种鱼鳞病仅由杂合子的母亲传给男性，通常在出生后 3 个月开始发病，与寻常性鱼鳞病相比，具有特征性的深色鳞屑。这两类常见、轻症的鱼鳞病，目前没有很好的治愈方法，日常生活中的保湿、滋润是最有效的缓解护理的方法。10％尿素霜是有效的保湿剂，每日多次广泛涂抹于全身。洗澡可以通过水化角质层而起到治疗作用，但洗后必须擦上封包剂（如尿素霜或凡士林）以防止水分蒸发。

对于罕见类型的鱼鳞病，如先天性鱼鳞病样红皮病、板层状鱼鳞病，患者出生时即有全身弥漫红斑，出身后 1～2 天出现大片膜样脱屑，常有眼睑外翻、鱼口状唇等特征。这类患者病情严重，必须送至医院进行对症支持治疗，同时进行基因检测，了解下一胎患病的可能，于下一次妊娠前进行产前基因诊断，避免不幸再次降临到有患病风险的家庭。

（姚志荣）

性｜传｜播｜疾｜病

89. 为何有些梅毒患者治来治去血清检查总是阳性

中国中西医结合学会皮肤性病专业委员会性病学组专家认为,梅毒患者经过规范驱梅治疗和充分随访(一期梅毒 1 年、二期梅毒 2 年、晚期梅毒 3 年),非梅毒螺旋体血清试验如快速血浆反应素环状卡片试验(RPR)或甲苯胺红不加热血清试验(TRUST)仍维持在一定滴度(一般≤1∶8)达到 3 个月以上,排除再感染、神经或心血管梅毒、生物学假阳性者即为梅毒血清固定或血清抵抗。

年龄大、多性伴、发现晚、RPR 或 TRUST 基线滴度低、潜伏梅毒等易发生血清固定,非青霉素治疗、治疗不规范、机体免疫功能低下等也是危险因素。一期、二期、三期和潜伏梅毒中血清固定发生率分别为 3.8%～15.2%、11.6%～35.8%、45.0%～45.9%和 27.4%～40.5%。梅毒螺旋体膜多肽抗原、脂蛋白及其基因改变,机体 T 细胞亚群、自然杀伤细胞及其细胞因子紊乱,使免疫失衡,导致梅毒螺旋体不易被清除。

血清固定主要影响患者的心理和精神状态,患者常担心预后差、传染他人或被社会歧视,因而产生抑郁、焦虑等病理心态。是否产生系统性损害、是否增加梅毒复发或胎传梅毒风险,尚无足够循证医学证据。

早期诊断并及时规范治疗梅毒患者是预防血清固定的重要措施。接受足量规范驱梅治疗和充分随访的梅毒患者 RPR 或 TRUST 滴度长时间维持≤1∶8,无临床症状,在排除内脏梅毒后可不必治疗,但需每 6 个月随访一次,有条件者可检测梅毒螺旋体特异性 IgM 抗体。患者能否怀孕需权衡利弊,已怀孕者按妊娠梅毒给予规范预防性治疗可防治绝大多数先天梅毒。RPR 或 TRUST 滴度升高超过 4 倍需重复治疗。伴抑郁症状者宜接受心理辅导。免疫力降低者可免疫调节治疗。

(王官清)

—— 专家简介 ——

王官清

王官清,上海市第一人民医院皮肤科主任医师。教授,硕士生导师。
擅长感染性皮肤病、过敏性皮肤病、结缔组织病的临床诊治。

90. 下身长了小疙瘩是尖锐湿疣吗

尖锐湿疣是由人乳头瘤病毒(HPV)感染引起的以疣状病变为主的性传播疾病,主要发生在外生殖器和肛周部位。感染初期表现为针头至绿豆大小小丘疹,逐渐增大或增多,向周围扩散、蔓延,渐发展为乳头状、鸡冠状、菜花状或团块状赘生物。患者一般无自觉症状,少数患者可自觉痒感、异物感、压迫感或灼痛感,女性患者可有阴道分泌物增多。

因尖锐湿疣具有较强的传染性,建议尽早到皮肤性病科明确诊断。根据病史、临床表现一般诊断不难,必要时结合醋酸白试验、HPV 检测有助于明确诊断,同时排除合并其他性病可能。若确诊为尖锐湿疣,应在医生的指导下选择合适的治疗方案,如外用咪喹莫特、激光、电灼、冷冻或光动力疗法,以期尽早去除可见疣体并减少复发。使用避孕套可能降低传染性。治疗期间避免熬夜、饮酒等不良生活习惯。

特别提醒

1) 尖锐湿疣主要由 HPV6、HPV11 感染引起,但部分可伴有高危型 HPV,因此建议女性尖锐湿疣患者或伴侣,进行 HPV 及宫颈癌的细胞学筛查。

2) 由于尖锐湿疣易复发的特点,随访非常重要,建议至少随访半年。

(王秀丽)

—— 专家简介 ——

王秀丽

王秀丽,上海市皮肤病医院主任医师,教授、博士生导师。德国慕尼黑大学光动力医学博士,美国麻省总医院高级访问学者。

现任中华医学会光动力治疗研究中心首席专家,同济大学医学院光医学研究所所长;上海市医学会激光医学专科分会候任主任委员、上海市医学会皮肤科专科分会副主任委员、上海市医师协会皮肤科医师分会副会长等。

91. 尖锐湿疣可采用光动力治疗吗

不论何种方法治疗尖锐湿疣，均有可能复发，这是因为尖锐湿疣有三种表现形式：典型皮损，HPV 亚临床感染和潜伏感染。激光、电灼、冷冻等传统治疗主要用于清除典型皮损，不能有效解决亚临床和潜伏感染，而后两者是复发的主要原因。

光动力治疗正好弥补了传统治疗的不足。光敏剂 ALA 可以被增生旺盛的细胞(感染 HPV 的颗粒层细胞、棘层细胞和基底细胞)优先吸收，因此光动力的作用不限于典型皮损，对于亚临床感染和潜伏感染也有治疗作用，因此可以形象地称之为"面清除治疗"，大大地降低了复发率。并且由于不会突破基底层，不会遗留瘢痕，特别适合反复复发的尖锐湿疣的治疗。尖锐湿疣最终都能治愈，由于人群当中 HPV 感染率比较高，建议复发病例必须行性伴检查。

（王秀丽）

92. 治疗过的尖锐湿疣怎么还会再发出来

尖锐湿疣是一种常见的性传播疾病，患者在诊疗过程中可能会存在一个烦恼，已经到医院治疗过了，怎么皮疹还会再发出来，而且有一部分人会反复发作，真不知道什么时候才能治好？

我们知道，尖锐湿疣是由人乳头瘤病毒感染后形成的一个良性增生性疾病。病毒对皮肤侵犯的深度并不深，只在皮肤的表皮层内。随着病毒在表皮细胞内的不断繁殖，炎症明显的部位长出了疣状或者菜花状的皮疹。但是，在我们看到皮疹的同时，有些病毒还存在着单纯躲在细胞内的潜伏感染和炎症不明显、还没有长出皮疹的亚临床感染这两种情况，而多数人乳头瘤病毒感染后是以这两种状态存在的，在外观上或者在肉眼上是看不到皮疹的。一旦病毒繁殖与炎症明显，皮疹就会发作。

患者在医院治疗后，尖锐湿疣的皮疹怎么又会长出来了呢？这里面有很多的原因。除了对初期的皮疹治疗不彻底这一因素外，主要还是患者自身的问题。在初期的皮疹周围，包括外生殖器、尿道内、会阴和肛周等部位均可能存在人乳头瘤病毒的潜伏感染和亚临床感染状态，在处于繁殖生长期时，新的皮疹会反复出现，这种情况比较常见。有些患者在治疗后，又与已感染人乳头瘤病毒的性伴接触，再次引起感染；还有些患者的全身和皮肤免疫状态发生了改变，比如合并艾滋病病毒感染、患有糖尿病等疾病、怀孕等。这些因素都可能引起尖锐湿疣皮疹的再次或多次发作。即使存在皮疹再发的情况，只要经过正确的处理，尖锐湿疣的预后是良好的，是可以达到临床治愈的。

（徐顺明）

93. 生殖道、尿道的沙眼衣原体感染是性病吗

　　患者因生殖道与尿道不舒服前往医院就诊，经检查结果为沙眼衣原体阳性。常听说淋病是性病，那么沙眼衣原体感染的生殖道与尿道炎症是性病吗？答案是：生殖道与尿道沙眼衣原体感染是常见的性病。

　　沙眼衣原体是一类细胞内寄生的微生物，主要躲在细胞内。一旦因性接触等因素导致生殖道感染，就会出现一系列临床症状。这些症状常常在性接触后1～3周出现，但是男性和女性有所不同，男性表现为尿道不适感，有灼热、刺痛刺痒感。与淋病相比，症状相对较轻，尿道的分泌物量也较少，呈稀薄黏液状。除尿道症状外，有时还会出现附睾炎、前列腺炎等。在女性，多数感染了沙眼衣原体的患者并没有不舒服的感觉，未能及时引起重视。有症状的也多是较轻的感觉，表现为宫颈炎和尿道炎，如果未治疗或治疗不当，少数患者还可引起盆腔炎，出现下腹痛、腰痛、长期的阴道不适感等，影响患者的生活质量。除感染生殖道与尿道外，沙眼衣原体还会引起直肠炎、眼结膜炎等。孕产妇还可能通过产道传染，导致新生儿结膜炎的发生。

　　有不安全性行为的患者出现尿道不舒服的症状，应及时到医院就诊。一旦确诊为沙眼衣原体感染，应及时规范治疗。由于以往使用的一些抗生素对沙眼衣原体出现了耐药性，在选择治疗用药时，一定要由皮肤性病科医师确定治疗的药物和剂量，做到足量规范，切勿乱用和滥用药物。患者在自己治疗的同时，对近2个月内的性伴都要检查和治疗，同时也要防止自己再次感染。在治疗后的一周内应避免性行为。在诊治沙眼衣原体感染的同时，患者还要配合医生做好有无合并感染其他性病的检查，如果存在，应同时治疗。

（徐顺明）

94. 包皮龟头炎反复发作是怎么回事

包皮龟头炎最常见的原因是念珠菌感染,可为原发性,也可继发于长期应用激素、抗生素的患者,同时性接触传播也是发病的一个重要原因。患者多数是性活跃期的青壮年,发病前可有不洁性交史,或配偶有念珠菌性阴道炎并在其发病期间同房也可引起发病。念珠菌性龟头炎的典型临床表现为红斑、丘疹或丘疱疹,继而呈片状糜烂,表面覆着白色点状乳酪状分泌物,该分泌物易被刮除。念珠菌性龟头炎在发病初期可见龟头和包皮表面水肿、充血,尿道口周围发红并出现创面、糜烂,并可发展成浅表的溃疡,有脓性分泌物流出,患者自觉阴茎头处发痒、烧灼感,进一步会出现疼痛不适。严重者还会有乏力、低热、腹股沟淋巴结肿大及压痛。也可表现为龟头黏膜的局部水肿,边缘轻度脱屑,并可有丘疹和小脓疱向周围扩大形成龟头糜烂。阴囊受累时,在与阴茎接触面上可见鳞屑红斑性皮疹,刺痒明显,累及尿道时,可出现尿频、尿急等症状。反复发作的念珠菌性龟头炎,可引起局部的干裂、纤维化等改变。

(陈江汉)

—— 专家简介 ——

陈江汉

陈江汉,上海长征医院皮肤性病科主任,主任医师,教授。

临床以感染性皮肤病防治为主攻方向。

95. 生殖器疱疹会自愈吗

生殖器疱疹不会自愈,而且还极易复发。生殖器疱疹即发生于生殖器部位的单纯疱疹,是病毒性传染性皮肤疾病。它与发生于口角外的单纯疱疹不同,绝大多数通过性传染。患处先有烧灼感,随即出现多个群集的红色斑丘疹,并迅速变成小水疱。疱液起初清亮,以后渐变为脓性。水疱易破溃,形成糜烂或浅溃疡,伴明显疼痛,之后结痂而愈,病程2～4周。所以很多人在发现症状消失后,就误以为生殖器疱疹自愈了,生殖器疱疹自愈其实是一种症状消失的潜伏假象。一段时间后病情会复发,而生殖器疱疹自愈后的复发性生殖器疱疹的症状,比原发性生殖器疱疹轻。有很多患者,就是以为生殖器疱疹不治疗会自愈,导致病情反复发作,常常使患者产生沉重的心理负担。所以说生殖器疱疹不正规治疗是不会自愈的,症状消失了也只是一个假象,生殖器疱疹患者一定要及时到医院接受治疗,否则到了后期将会给自身造成更多的伤害,甚至还有癌变的风险。

（陈江汉）

96. 如何减少生殖器疱疹的复发

生殖器疱疹属于易传染、易复发的疾病。减少复发,规范正规的治疗尤为重要。治疗上一般采取抗病毒、局部治疗以及提高免疫力的治疗方法。

（1）必须合理足疗程应用抗疱疹病毒药物,临床上常用的包括阿昔洛韦、伐昔洛韦、喷昔洛韦及泛昔洛韦等。

（2）局部治疗方面要保持患处清洁、干燥,防止继发感染,皮损处可外用3％阿昔洛韦乳膏、1％喷昔洛韦乳膏等。

（3）生活中应避免劳累、感冒,提高患者自身免疫力,可以通过肌注胸腺肽等药物的途径来提高免疫力,同时也可通过调整心态,放松自己,适当的锻炼来提高机体免疫力,这些方法可有效预防复发。

此外,患者要避免不洁性交,活动性生殖器疱疹患者绝对禁止与任何人发生性关系,必要时配偶亦要进行检查,如配偶也感染生殖器疱疹,则应同时治疗。一般地说,在治疗的同时,患者要忌烟酒及辛辣刺激性食物,特别是饮酒可促使本病复发,加重生殖器疱疹的症状,治疗期间一定要戒酒。平时可以多吃一些富含维生素、蛋白质的食物,如新鲜的蔬菜、水果、牛奶、鸡蛋等。在正规治疗后,患者还要定期到门诊进行复查。

（陈江汉）

医｜学｜美｜容

97. 中医膏方除了治病还有何其他功效

中医认为，"有其内必形诸于外"，人体内脏功能正常，气血生化有序，肌肤滋养充沛，则可免受皮肤之灾。历来人们讲究"冬令进补"，认为冬季是一年四季中进补的大好时机，中医膏滋药是中医学的一颗明珠，既可强身健体，治疗疾病，又可美丽容貌，白皙皮肤，实乃"由里至外，以内养颜"之意。

皮肤是覆盖在人体表面的一层天然而美丽的外衣，是"面子·中的面子·"。中医诊断学中"望、闻、问、切"四法，第一法"望诊"内容之一便指的观察皮肤，以为人体外在的皮肤是内在脏腑功能平衡协调与否的一面大镜子·，即皮肤不仅关乎面子·问题，更是关乎健康问题。随着当今社会竞争激烈，许多不良因素亦会通过皮肤反映出来，如情绪不好，紧张、焦虑等可致皱纹、脱发、痤疮、过敏性湿疹及色素性皮肤病产生或加重，而这些损容性皮肤病不仅带给患者生理上的不适，同时也造成心理上的"负担"。

而根据个体辨证处方，严格按照膏方原则控制加工而成的"一人一膏"，能达到理想的疗效。因此，膏方不仅适宜诸多皮肤病，如脱发、黄褐斑、白癜风、须发早白、老年皮肤瘙痒症等，面色晦暗、容颜早衰者也不妨试试冬令"膏方"，想必可有"润肤养颜"的"体面"收获。

（程塞渊　李咏梅）

98. 皮肤科美容治疗手段有哪些

看过皮肤科的患者大多数的感觉是皮肤科医生看病往往就是开好药后回家吃药抹药，其实大多数患者朋友不了解的是，皮肤疾病病种繁多，诊断和治疗都比较复杂，除了常常采用的口服和外用药物治疗外，皮肤科有好多特殊的美容治疗方法在临床采用，这些方法经过多年的临床验证，大多数都疗效确切，方便简单，起效迅速，先简单介绍几种。

（1）液氮冷冻治疗：液氮冷冻的几种方法，如棉签法、喷洒法、封闭式金属冷冻头接触法等,以棉签法最为简便。用棉签浸蘸液氮,迅速放置于皮损上稍稍加压,待融冻后视情况反复数次。适应证:①增生性皮肤病,如寻常疣、扁平疣、传染性软疣。②角化过度性或结节性皮肤病,如局限性神经性皮炎、扁平苔藓、皮肤淀粉样变、结节性痒疹等。③皮肤良性肿瘤、草莓状血管瘤、软纤维瘤、脂溢性角化等。冷冻治疗男女老少均可耐受,不需要麻醉,浅治疗无不舒服;深治疗中有程度不一的疼痛感并可能持续数小时,治疗后 1 小时患处开始水肿,继之起水疱,少数还会有血疱,1～2 周结痂,痂皮脱落时,病变组织即随之去除。一般不留瘢痕。

(2)紫外线光疗:紫外线在紫光以外,波长范围为 400～180 纳米,利用紫外线照射人体以治疗疾病的方法称为紫外线疗法。紫外线的作用:①消炎与杀菌;②镇痛;③脱敏;④免疫调节:紫外线照射后可使免疫球蛋白形成增多,补体活性、网状内皮系统和白细胞吞噬能力增强,从而提高人体的免疫功能。可以治疗的皮肤病包括:寻常型银屑病、白癜风、玫瑰糠疹、蕈样肉芽肿早期、湿疹、异位性皮炎等。但有光敏感的患者禁忌使用。

(3)其他:如红蓝光治疗、光动力治疗、氦氖激光、皮肤外科手术治疗等,这些治疗手段都是皮肤科医生为广大患者解除痛苦的有效手段。

(赵敬军)

99. 玻尿酸是什么

1934 年,美国哥伦比亚大学眼科教授 Meyer 等首先从牛眼玻璃体中分离出玻尿酸并分析其结构。玻尿酸的结构是一种多糖类。玻尿酸可说是皮肤的保湿因子,它具有可以吸收 500～1 000 倍体积水分的能力,比起胶原蛋白分子只能携带 30 倍的水分,可说是最强的保湿物质。玻尿酸原液是最好的补湿、锁水成分,除了保湿后膨胀体积的特性外,加上生物稳性、不易转移及不溶于水,也使得玻尿酸成为很好的组织填充物的选择。

玻尿酸注射是将玻尿酸以填充物的方式注入于真皮皱折凹陷或欲丰润的部位,如鼻梁、下巴、脸颊、嘴唇、瘢痕等处,可达到立即性的除皱与塑形的效果。玻尿酸的生产过程主要有动物组织、微生物发酵和化学合成三种来源。

由于年龄、抽烟、睡觉时等的挤压以及重力的牵引,都会造成皮肤玻尿酸的流失,进而逐渐使真皮的胶原蛋白和弹性纤维减少,引起皮肤松弛,造成面部的皱纹以及皮下组织分布的改变,如颞部、脸颊、眼眶、眉弓、嘴唇周围均会凹陷,通过注射玻尿酸可以有效地解决多种皱纹，和用于面部填充包括泪沟、法令纹、木偶纹（女人的三"八"线）均能达到非常满意的效果。年轻人由于先天长相的原因可以通过玻尿酸注射来进行隆鼻、隆下巴等改善脸型，打造当今流行的 V 字脸。另外，玻尿酸还可用于填充一些痘瘢的坑洞、外伤、手术造成的瘢痕，以及先天缺损的不对称等。玻尿酸的安全性还在于，如果注射过量或不喜欢或有任何不良反应出现都可以注射玻尿酸酶进行降解，可以消除部分甚至完全恢复原来的模样。

（陈向东）

100. 肉毒毒素是什么

又称肉毒杆菌毒素，是肉毒杆菌在繁殖过程中分泌的一种 A 型毒素。由于它对兴奋型神经介质有干扰作用，所以临床上主要用于治疗肌肉痉挛、角弓反张、脑瘫、斜视等。1986 年，一位加拿大眼科医生在无意中发现这种用来麻痹肌肉神经的药物可以使患者眼部的皱纹消失。于是，她和她的皮肤科教授丈夫合作研究这一课题，最终将 A 型肉毒毒素引入皮肤除皱领域，引发了美容史上的所谓"BoTox 革命"。此后，整容界将它的功能扩大，比如用它瘦脸、塑小腿等。肉毒毒素注射在人体安全吗？其实肉毒毒素在美容方面的运用非常微量，不会对人体造成影响，相对于其他除皱产品，它的作用和安全性是无可替代的，是目前去除动力性皱纹最好的方法。肉毒毒素能阻断神经和肌肉之间的"信息传导"，使过度收缩的肌肉放松、舒展，主要用于活动性皱纹，如眉间纹、鱼尾纹、额纹、鼻梁横纹等。但如果一次性注射量过多，会对面部肌肉活动产生一定影响，不过经过新陈代谢之后，药物失去效果，一切都会恢复自然，不会留下后遗症。肉毒毒素注射除皱具有损伤小、见效快、操作方便、不影响工作等特点，被越来越多的爱美人士接受。肉毒毒素的作用维持时间为 3～6 个月。肉毒毒素的不良反应，偶尔会产生头痛、过敏、复视、表情不自然等，如果注射过量或注射方法不正确，还可能导致面部僵、眼睑无法闭合等更严重的不良反应。孕妇、哺乳期妇女、重症肌无力患者、过敏体质者、上睑下垂者和心、肝、肺、肾等内脏疾病患者不能使用肉毒毒素除皱。

（陈向东）